Le cahier Naturopathie pour les nuls

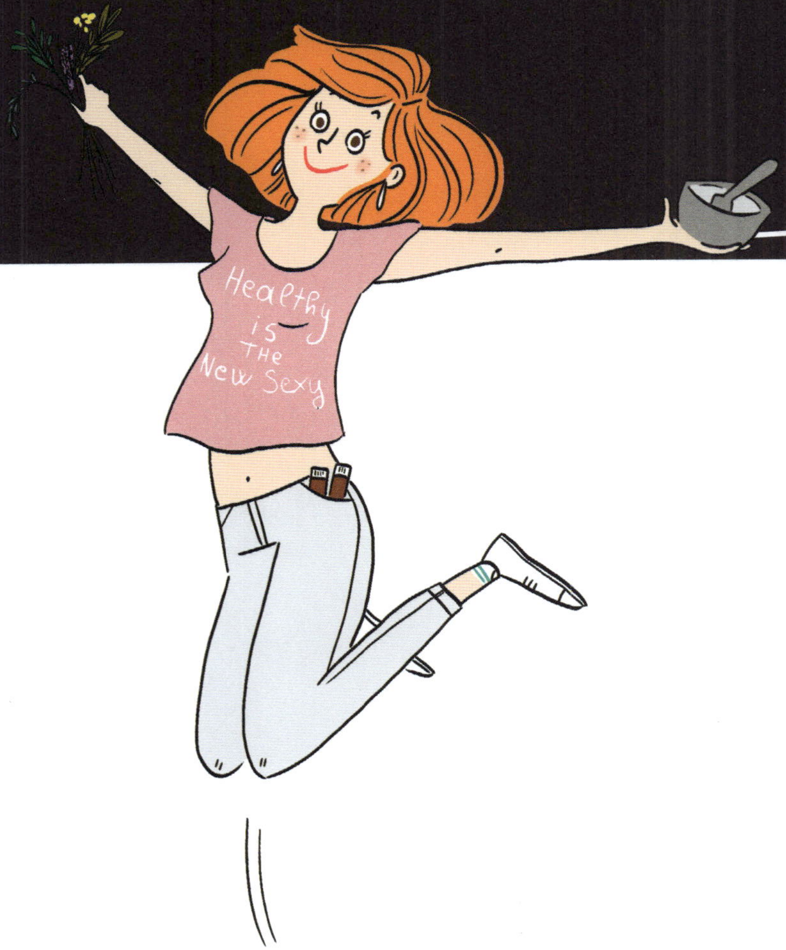

Le cahier Naturopathie pour les Nuls

ISBN : 978-2-412-03915-1
Dépôt légal : septembre 2018
Imprimé en France

Édition : Mathilde Poncet
Correction : Améline Nereaud
Mise en pages : Cipanga
Illustrations : Marygribouille

Éditions First, un département d'Édi8
12, avenue d'Italie
75013 Paris – France

Tél. : 01 44 16 09 00
Fax : 01 44 16 09 01

E-mail : firstinfo@efirst.com
Internet : www.pourlesnuls.fr

Le cahier Naturopathie pour les nuls

Anne-Claire Meret
Naturopathe

Illustrations de Marygribouille

FIRST
ÉDITIONS

Sommaire

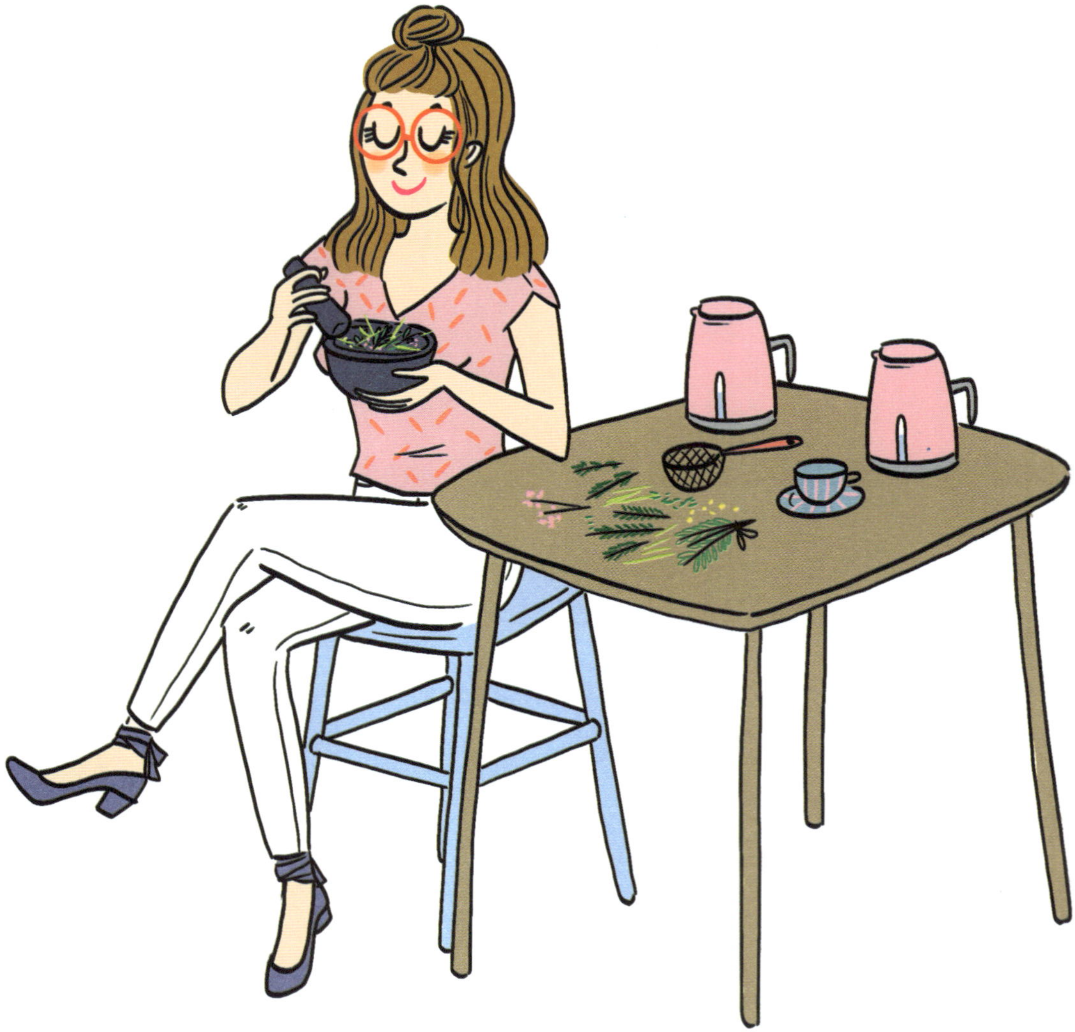

INTRODUCTION

À propos de ce livre

Depuis que j'ai adopté la naturopathie comme art de vivre, ma vie a changé !

Je suis plus légère, j'ai plus d'énergie, je digère mieux, je dors mieux... aussi, je sais mieux ce qui est bon pour moi. J'ai réussi à prendre les bonnes habitudes qui me font du bien au quotidien. Est-ce que je mange encore des Délichoc® et des crêpes à la pâte à tartiner ? Oui ! J'oublie aussi parfois (délibérément) d'aller à la salle de sport et de me coucher tôt, mais j'ai appris à contrebalancer mes petites erreurs en hygiène de vie. Un équilibre précieux et pas si compliqué à mettre en place, qui me rend libre et autonome.

Ex-hypocondriaque, j'ai aussi appris à soigner la « bobologie » et les troubles chroniques avec des méthodes naturelles dont certaines sont présentées dans ce cahier. Demandez conseil à votre praticien de santé (naturelle ou conventionnelle) si vous avez un doute pour vous, et restez curieux ! Testez de nouvelles pratiques, explorez, faites-vous du bien...

Comment utiliser cet ouvrage

Vivre comme une naturopathe, c'est possible ! Suivez-moi à travers ce guide et picorez ce qui vous fait du bien. Comme je le dis souvent aux personnes que je reçois en consultation, entrer dans le cercle vertueux de la vie *healthy* comporte un risque, celui de vouloir y rester ! Aimez-vous, bichonnez-vous et surtout, soyez bienveillant à l'égard de vos écarts et de vos besoins.

J'ai beaucoup entendu dans mon enfance la phrase suivante : « Il ne faut pas trop s'écouter. » Eh bien, en naturopathie, c'est le contraire ! Il faut apprendre à s'écouter et c'est ce qu'on va faire ici.

Prenez bien soin de vous et surtout... amusez-vous !

Les icônes utilisées dans ce livre

Focus

Cette icône vous donne des explications détaillées pour comprendre une technique naturo ou des informations précises sur la physiologie de l'organisme.

Conseil

De vous à moi, mes conseils et mes bonnes astuces pour progresser plus vite, trouver les bons produits, les bons lieux, les bonnes habitudes...

Attention

Assurez-vous de lire le texte placé près de cette icône ; cela pourrait vous éviter certaines erreurs ou vous mettre en garde concernant certains points importants.

Ce livre est dédié à celles et ceux qui veulent se faire du bien au quotidien, un pas à la fois, sans frustrations et surtout, dans la joie !

Avertissement

Ce livre ne remplace en aucune façon une consultation médicale. Seul votre médecin généraliste ou spécialiste est habilité à l'établissement d'un diagnostic médical et du traitement adapté qui en découle.

Ce guide propose des conseils d'hygiène de vie et de prévention. Il a pour but de vous accompagner, de vous aider à capitaliser votre potentiel santé par une approche naturelle. Les informations, sélectionnées parmi les règles d'hygiène et de diététique, ont été synthétisées. Soyez curieux, approfondissez votre connaissance des techniques et consultez un naturopathe pour des recommandations personnalisées.

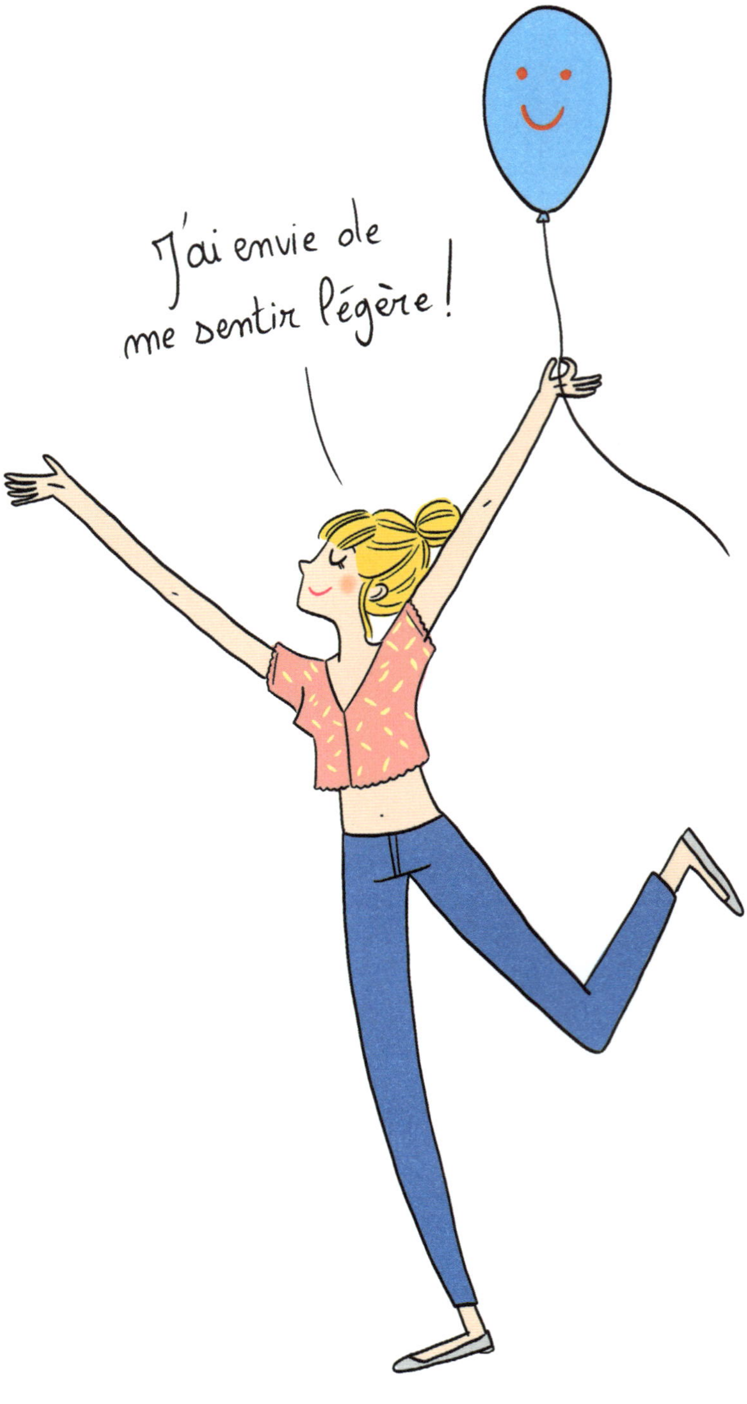
J'ai envie de
me sentir légère !

Partie 1

Bilan naturo !

Dans cette partie :

- Mon profil naturo
- J'écoute mon corps !
- Je définis mon niveau de stress

LA NATUROPATHIE, C'EST POUR MOI SI…

- J'ai envie d'adopter une médecine naturelle et holistique (globale) qui a fait ses preuves à travers les âges.
- C'est le moment pour moi d'apprendre à m'écouter.
- Je veux remplacer certains médicaments et/ou adopter une pharmacie naturelle.
- Hippocrate (le père de la médecine) disait : « Que l'aliment soit ton médicament » ; je sais à quel point c'est important et j'ai envie d'en savoir plus !
- J'ai mal au ventre, des troubles du transit… mon système digestif est une source de stress au quotidien.
- Parce que j'ai des troubles chroniques comme des allergies, le nez qui coule toute l'année, les yeux qui piquent quand le printemps arrive et que je rêve de séjour à la campagne sans antihistaminiques.
- Pour mieux dormir, apprendre à recharger mes batteries.
- Parce que je sais que la beauté vient de l'intérieur et qu'en prenant vraiment soin de moi, ça se verra à l'extérieur.
- J'ai envie de me sentir léger.
- Parce que je veux vieillir en bonne santé, sage et plein d'énergie !
- Parce que j'en ai assez de me lever le matin avec l'énergie d'une limace et que je pense qu'il est possible de vivre différemment.
- Parce que je rencontre de plus en plus de gens qui prennent soin d'eux avec la naturopathie et que ça m'intrigue, ils sont au top… je veux connaître leurs secrets !
- Je veux savoir ce qui est bon et moins bon pour moi, cheminer vers l'équilibre en comprenant ce qui se passe dans mon corps et pas seulement en appliquant des recettes.
- Pour apprendre à contrebalancer mes excès.
- Je suis curieux de découvrir de nouvelles saveurs et de nouveaux plaisirs.
- Parce que je sais que la vérité est ailleurs… peut-être même à l'intérieur. Et que j'entends bien la trouver avec cet art de vivre !

« Le jeu, c'est tout ce qu'on fait sans y être obligé. »

Mark Twain

Entre vous et moi, j'ai souvent des gens qui me disent : « *C'est super ce que tu fais, mais ce n'est pas pour moi !* » Ils s'imaginent que c'est compliqué ! Ils ne se savent pas encore qu'ils peuvent aborder la montagne par un versant doux et arboré, que la balade sur la route de la naturopathie peut être hyper confortable et surtout vécue dans la joie… On y va ?

MON PROFIL NATURO : J'ÉCOUTE LES SIGNES DE MON CORPS

Commençons par la base. Arrêtez-vous un instant pour écouter votre corps. Que vous murmure-t-il ? Que crie-t-il parfois ? Savez-vous l'écouter ? Voici quelques pistes pour vous (re)mettre à l'écouter au quotidien et observer les difficultés qu'il rencontre. Sans juger vos réponses, prenez le temps de vous poser ces questions pour commencer à mieux entendre les signes qui peuvent signaler un déséquilibre à corriger.

Mon transit :

- Est-ce que je mange quand j'ai faim ou sans faim (parce que c'est l'heure, parce que ça sent bon…) ? Est-ce que je prends le temps de mâcher ?

  ____

- À quelle fréquence je vais à la selle : plusieurs fois par jour, une fois par jour, une fois tous les deux jours, une fois tous les trois jours, moins souvent ?

  ____

- Est-ce que j'ai souvent la diarrhée ou au contraire, est-ce que je souffre de constipation ?

  ____

- Mes inconforts intestinaux : ballonnements (entre ou après les repas), spasmes, gaz et autres joyeusetés…

  ____

Autre : ______________________________

____

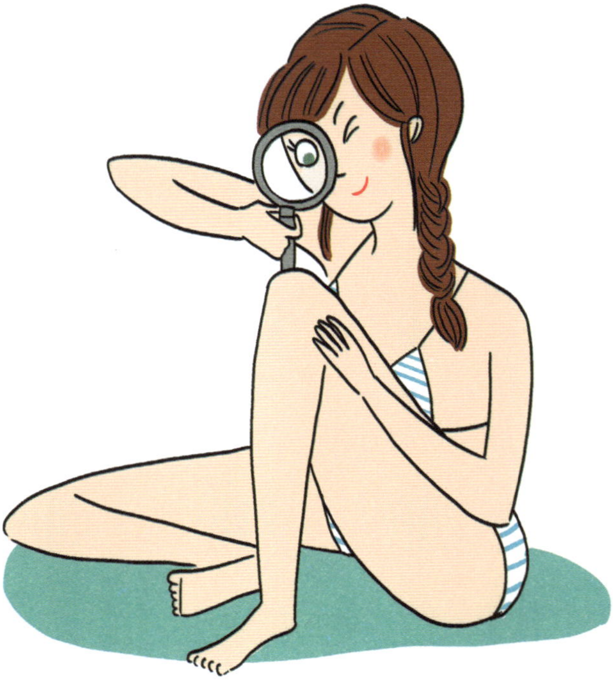

Mon foie :

- Je digère mal les repas lourds ou gras.

- J'ai souvent mal au cœur, des nausées.

- J'ai tendance à avoir des boutons après mes excès.

- Je me sens fatigué.

Autre :

Ma peau :

- J'ai des boutons.

- J'ai des rougeurs.

- J'ai la peau qui brille.

- J'ai des plaques d'eczéma ou je fais des réactions allergiques.

- J'ai le teint terne.

- J'ai des cernes ou des poches sous les yeux.

- Je transpire facilement ou au contraire, difficilement. J'ai des occasions de transpirer ?

Autre :

Mes éliminations rénales :

- Comment sont mes urines le matin au réveil ? Foncées ou claires ?
- Et dans la journée ?
- Combien de fois est-ce que j'urine dans une journée ? De quelle couleur sont-elles ensuite ?
- Quelle quantité d'eau est-ce que je bois par jour ? Est-ce que j'écoute ma soif ?

Autre :

Pour les femmes, mes règles :

- Est-ce qu'elles sont régulières ?
- Sont-elles douloureuses ? Combien de jours durent-elles ?
- Comment est le sang qui coule ?

- Est-ce que je souffre du fameux syndrome prémenstruel (douleurs, troubles digestifs, problèmes de peau, envie de manger un peu – beaucoup – plus, moral dans les chaussettes...) ?

  ____

Autre : ____________________

____

Mon sommeil :

- Est-ce que je m'endors facilement ?

  ____

- Est-ce que je me sens plein de vitalité le matin ?

  ____

- Est-ce que je me réveille la nuit ? Si oui, pourquoi ?

  ____

- Est-ce que je me recharge aussi dans la journée (sieste, méditation...) ?

  ____

Autre : ____________________

____

Mes « addictions » :

- Est-ce que je fume ? À quelle fréquence et en quelle quantité ?

  ____

- Est-ce que je bois de l'alcool ? À quelle fréquence et en quelle quantité ?

  ____

- Est-ce que je consomme des sodas/jus de fruits industriels/produits sucrés ? À quelle fréquence et en quelle quantité ?

____

- Est-ce que je prends autre chose que je considère comme une addiction ? À quelle fréquence et en quelle quantité ?

____

Autre : _______________

____

Je note aussi si j'ai d'autres troubles à répétition dont j'aimerais espacer les crises (ou faire disparaître, soyons optimistes !) :

- maux de tête
- rhumes à répétition, sinusites...
- douleurs articulaires
- aphtes
- boutons de fièvre
- ongles et cheveux fragiles
- troubles circulatoires

Autre : _______________

____

____

____

____

Où en est mon niveau de stress ?

	Non, rarement	Parfois	Oui, souvent
Je me sens anxieux, parfois sans raison	☐	☐	☐
Je m'agace facilement au quotidien	☐	☐	☐
Je suis fatigué le matin	☐	☐	☐
J'ai du mal à gérer les personnalités difficiles	☐	☐	☐
Je n'aime pas les changements de plans	☐	☐	☐
J'ai la sensation d'être débordé	☐	☐	☐
Je trouve que je n'ai pas assez de temps pour moi	☐	☐	☐
Je manque d'énergie dans la journée	☐	☐	☐
J'ai l'impression d'avoir un poids sur mes épaules	☐	☐	☐
Je contrôle difficilement mes émotions	☐	☐	☐
Je fume	☐	☐	☐
J'ai du mal à dormir	☐	☐	☐
Je me sens dépendant au café, thé, sucre et/ou alcool qui me font me sentir mieux	☐	☐	☐
Je ne me souviens plus de la dernière fois où je me suis vraiment amusé	☐	☐	☐

Résultats

Additionnez vos points :

Rarement	Parfois	Souvent
1 point	2 points	3 points

Entre 1 et 14 points

Vous êtes plutôt zen.

Vous semblez bien gérer votre stress au quotidien. Votre capacité à prendre du recul vous permet de vous adapter et de maintenir votre cap, bravo ! Sachez profiter de la naturopathie pour ancrer de nouveaux rituels *healthy* dans votre routine.

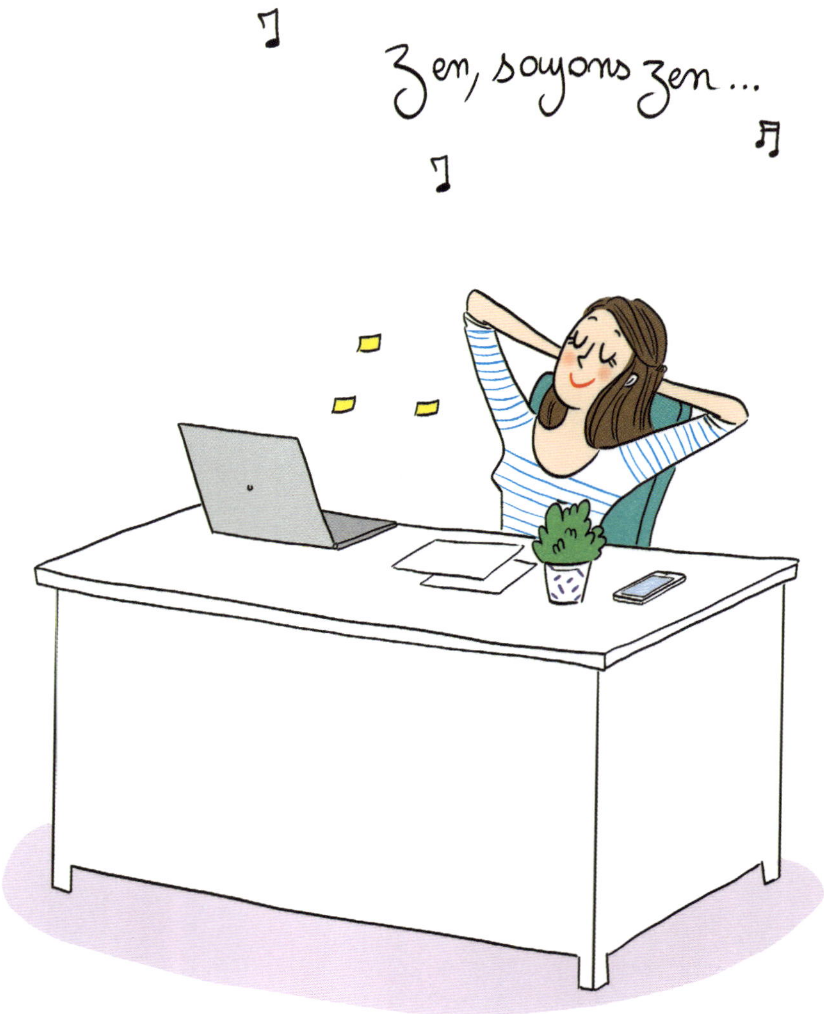

Entre 14 et 28 points

Vous pouvez mieux faire.

Work in progress... Soyez bienveillant envers vos besoins profonds et écoutez votre corps. Vous murmure-t-il de vous reposer un peu plus ? De vous échapper un week-end par mois ? D'essayer des techniques de relaxation ? Prenez le temps de percevoir ce qui vous ferait plus de bien ces prochains mois.

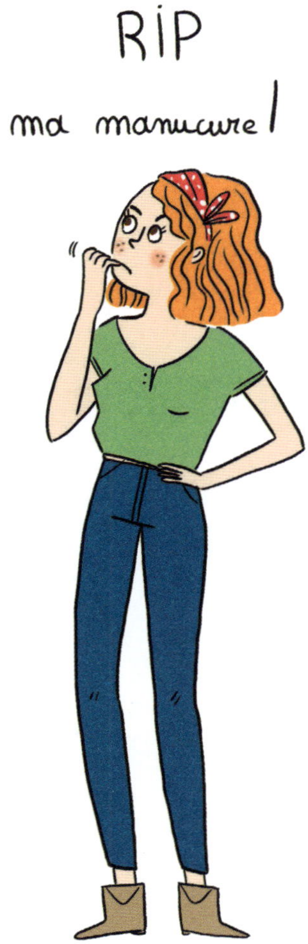

Au-dessus de 28 points

Il est temps de faire une pause !

Si vous continuez comme ça, vous risquez de vous épuiser à petit feu. Il est temps de faire une pause et d'apprendre à dompter votre stress. Si si, c'est possible ! Commencez où vous pouvez, en améliorant votre sommeil, en adoptant des exercices de respiration au quotidien ou encore, en faisant un peu plus de sport. Nous y reviendrons un peu plus loin dans cet ouvrage.

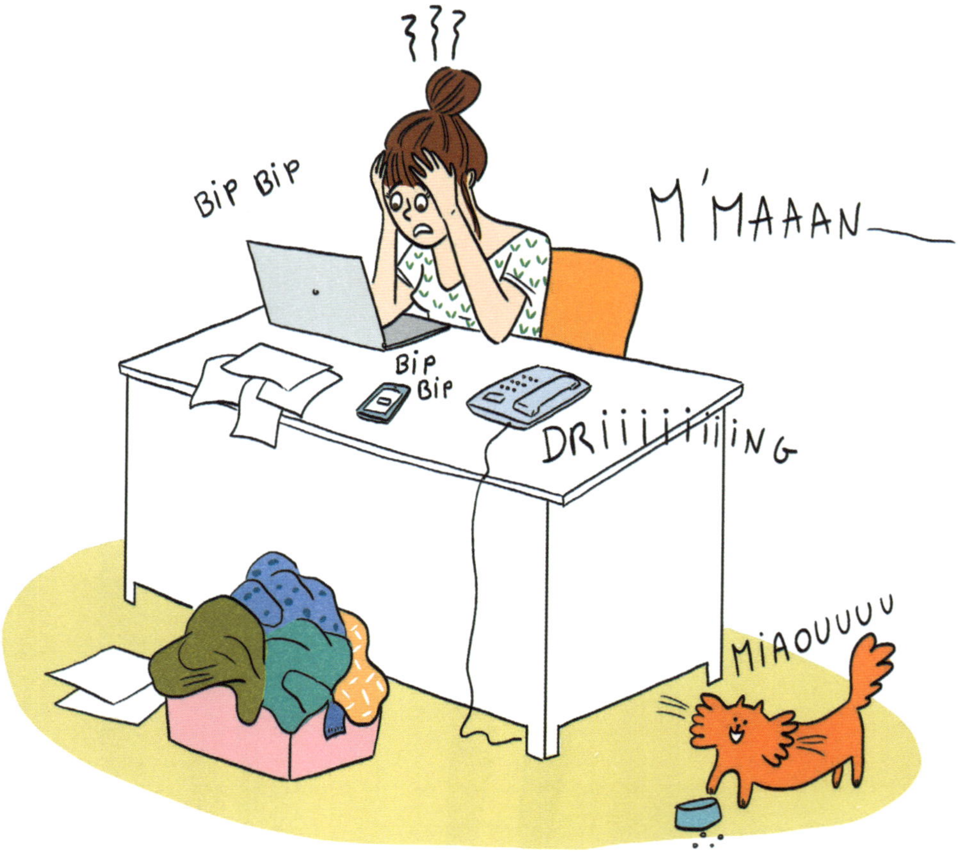

Ce que je retiens de ces tests

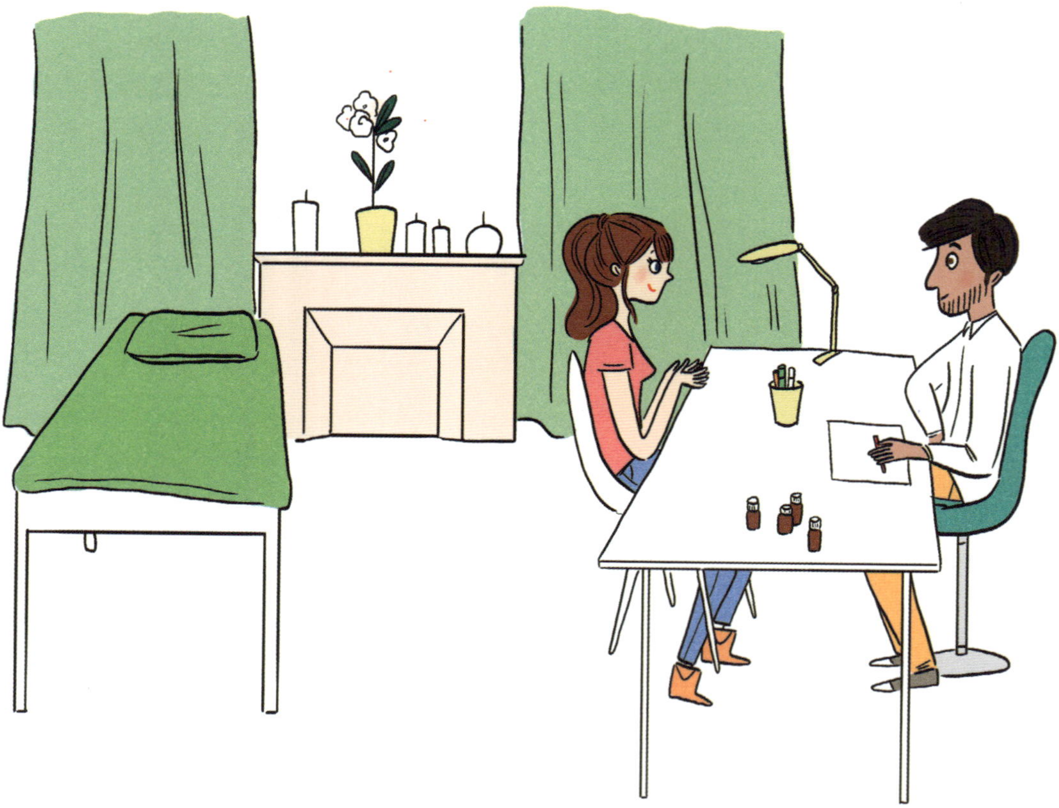

Partie 2

Notions de base de naturopathie

Dans cette partie :

- Les grands principes de la naturo
- Qu'est-ce qu'une consultation ?
- Je découvre d'où viennent mes maladies
- J'analyse ce qui m'entoure et mes habitudes

LES GRANDS PRINCIPES DE LA NATUROPATHIE

Selon l'Organisation mondiale de la santé, la naturopathie est « un ensemble de méthodes de soins visant à renforcer les défenses de l'organisme par des moyens considérés comme naturels et biologiques », tandis que selon *Le Larousse médical* (édition 2007), il s'agit d'un « ensemble de pratiques visant à aider l'organisme à guérir de lui-même par des moyens exclusivement naturels. Elle repose sur une théorie selon laquelle la force vitale de l'organisme permet à celui-ci de défendre et de guérir spontanément. Elle consiste donc à renforcer les réactions de défense de l'organisme par diverses mesures d'hygiène (diététique, jeûne, musculation, relaxation, massages, thermalisme, thalassothérapie, etc.) aidées par les seuls agents naturels (plantes, eaux, soleil, air pur, etc.), un traitement médical ne devant intervenir qu'en cas d'urgence. »

Un art de vivre

Plus qu'une médecine, la naturopathie est une philosophie de vie reposant sur le pilier suivant : nous sommes animés d'une force vitale homéostatique et notre écosystème interne est supposé résister aux changements et aux perturbations en conservant un état d'équilibre. La naturopathie place cette notion d'énergie vitale au cœur de ses priorités, avec l'idée centrale qu'une médecine intelligente est une médecine qui préserve le pouvoir d'autoguérison le plus longtemps possible sans dépendance à un traitement, même naturel. Le praticien en naturopathie croit en cette vitalité, il la respecte et l'accompagne. L'énergie dont nous parlons est invisible et circule dans le corps, elle est en lien avec les chakras indiens ou encore, avec les méridiens chinois. Elle contribue au maintien de la santé et, sans vitalité, la naturopathie ne peut pas concevoir l'efficacité des cures, puisque les techniques n'agissent pas sur les symptômes, mais accompagnent la personne et son énergie vitale dans le sens de la guérison.

Focus

La science de la naturopathie est *l'humorisme*. On ne parle pas ici d'humour, mais de la science des liquides humoraux physiologiques, tels que le sang, la lymphe et les fluides. Tous ces liquides organiques sont le bouillon de culture de nos propres cellules ! C'est là qu'elles puisent leur nourriture et rejettent leurs déchets. Tout le monde sait, aujourd'hui, que si l'on pollue l'eau des rivières et des océans, on tue la flore comme la faune ; eh bien, c'est pareil pour nous ! Pour le naturopathe, la maladie résulte de l'« encrassement » de nos liquides. Si l'on ingère ou fabrique des substances toxiques – par un mauvais fonctionnement du corps –, on pollue notre milieu intérieur, « notre terrain » et nos cellules deviennent malades. On ne le fait pas exprès, bien sûr, mais si l'on sait comment tout cela fonctionne, on peut reprendre les rênes et commencer à faire un peu de ménage.

Les humeurs représentent toutes les substances liquides qui se trouvent dans un organisme. À l'origine, le mot « humeur » avait un sens purement médical, puis les chercheurs en médecine ont nommé et défini les différents liquides pour les dissocier les uns des autres. Le terme rassemble donc le sang, la lymphe, mais aussi tous les liquides intra et extracellulaires. Si peu à peu, le terme a été délaissé par la médecine conventionnelle, il est en revanche toujours utilisé en naturopathie. Sachez aussi qu'un organisme adulte est composé d'eau aux deux tiers dans laquelle baignent nos cellules, au nombre approximatif de… cent mille milliards ! À défaut d'être pure, il serait bien que cette eau soit la plus propre possible…

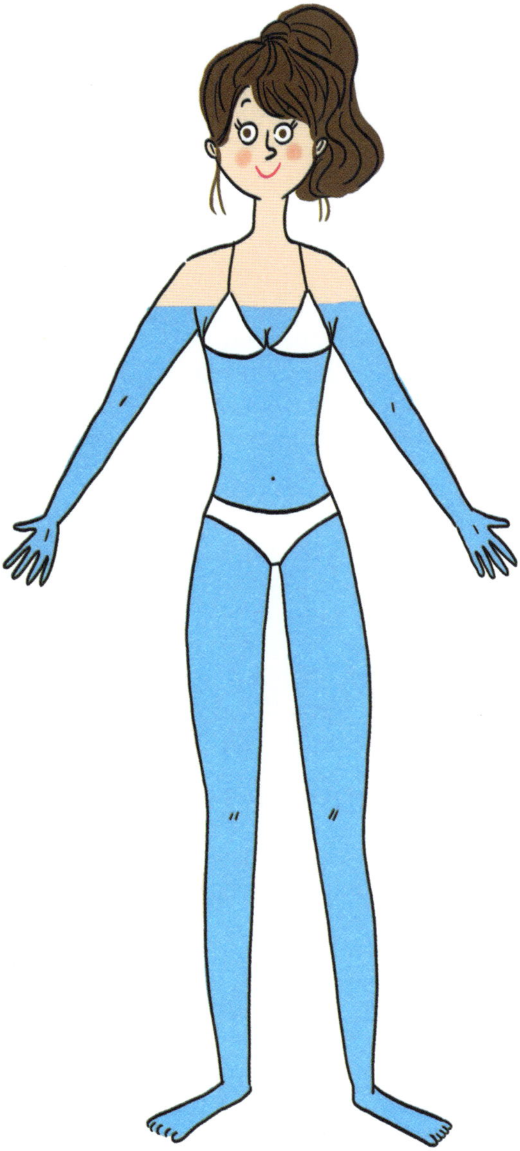

Médecines conventionnelles *vs* médecines complémentaires ?

On oppose parfois la naturopathie à l'allopathie, médecine scientifique et conventionnelle, alors qu'elles sont *complémentaires* et qu'aujourd'hui, les deux approches collaborent de plus en plus. Si elles étaient *alternatives* ou *parallèles*, elles seraient dans l'impossibilité de se rejoindre... Ces deux termes ne sont pas justes, car les différentes médecines ont des frontières communes et rencontrent beaucoup de succès lorsqu'elles travaillent ensemble.

La médecine allopathique, la seule actuellement remboursée par la Sécurité sociale en France, témoigne de résultats très performants et parfois même spectaculaires, permettant de pallier des insuffisances organiques et d'intervenir très rapidement de manière efficace en cas d'urgence. Depuis 200 ans, son essor est tel qu'elle a pris l'avantage sur toutes les autres formes thérapeutiques ! Les connaissances physiologiques et les recherches du côté de la chimie ont permis de mettre au point des outils de pointe (médicaments, chirurgie, rayons...) offrant un confort de vie aux malades. Toutefois, elle est confrontée à un énorme défi : les effets secondaires des médicaments. En langage médical, on parle de iatrogénicité lorsque l'on évoque les maladies engendrées par la médecine. Plus on prescrit de médicaments, plus ils induisent de perturbations dans l'organisme, risquant d'entraîner l'apparition de nouveaux symptômes. L'objectif de cette médecine n'est pas de maintenir les gens en bonne santé et on s'est éloigné au fil des années de certains principes de bon sens, ceux du père de la médecine, Hippocrate !

Le naturopathe, lui, pose la question : « Pourquoi la maladie s'est installée ? » Il encourage la santé, recherche la cause du symptôme, plutôt que d'essayer de le supprimer. Car la naturopathie est avant tout une médecine des profondeurs dont l'objectif est de restaurer la santé et de stimuler la force vitale en utilisant les moyens naturels offerts par la nature. Les médecines orientales, ayurvédique ou chinoise, partagent les mêmes fondements, visant à restaurer l'harmonie du corps et de l'esprit durablement. Dans cette optique, la maladie est vue comme la conséquence du déséquilibre et de l'irrespect de certaines règles.

Dans l'idéal, il serait judicieux de consulter d'abord un naturopathe pour acquérir les bons réflexes en fonction de sa constitution et d'ajuster ses habitudes de vie au quotidien afin de garder la santé. On consulterait ensuite un acupuncteur et/ou un homéopathe en cas de déséquilibre et l'on réserverait la consultation médicale allopathique pour les VRAIES urgences !

Une pratique reconnue par l'OMS, largement accessible à l'étranger

La naturopathie est aujourd'hui reconnue comme « médecine non conventionnelle » par le Parlement européen et comme « médecine complémentaire » par l'Organisation mondiale de la santé (OMS). La profession de naturopathe est officiellement acceptée, et même remboursée, dans les pays européens comme l'Allemagne (depuis plus de 110 ans !), la Suisse, les Pays-Bas, la Suède, la Norvège, la Hongrie, l'Irlande, la Grande-Bretagne et le Portugal. La pratique est « tolérée » en Italie, en Espagne et en Belgique, ce qui signifie que le naturopathe peut exercer son activité, mais qu'elle n'est pas officiellement reconnue. La France, quant à elle, met du temps à s'ouvrir à la naturopathie et ce, malgré le projet de loi pour la reconnaissance des médecines alternatives (rapport Collins) adopté par le Parlement européen le 29 mai 1997... Un peu en retard, les Français ?

Focus

Dans l'Hexagone, la loi actuelle autorise le naturopathe à exercer son activité sous réserve de rester dans le cadre de sa formation professionnelle. En d'autres termes, le naturopathe doit s'en tenir à ce qu'il a appris durant l'enseignement qui lui a été transmis « sans pratiquer » de soins médicaux conventionnels. Des fédérations nationales se sont organisées pour cadrer la profession et offrent une certification commune après l'enseignement dispensé par les écoles.

Dans le monde, de nombreux pays reconnaissent également la naturopathie tels que l'Australie ou l'Israël, cinq provinces canadiennes et plusieurs états des États-Unis. Là-bas, les naturopathes sont des médecins généralistes à part entière, habilités à poser des diagnostics, à prescrire des traitements, des analyses (de sang, d'urine...) ou des examens (radiographies...), à pratiquer des gestes de soin (sutures...) et à orienter leurs patients vers un spécialiste en cas de besoin. Au Québec, les naturopathes sont plutôt assimilés à des conseillers en santé et en hygiène de vie.

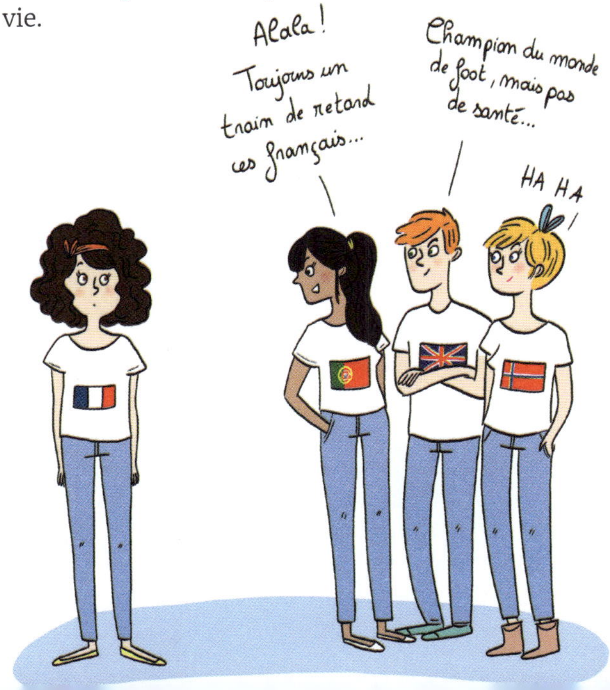
Alala ! Toujours un train de retard ces français...
Champion du monde de foot, mais pas de santé...
HA HA

L'ÉDUCATION À LA SANTÉ

On peut rencontrer la naturopathie grâce à des livres, des documentaires, des ateliers pratiques, des stages en immersion ou encore, en consultation individuelle. Celle-ci est vivement recommandée si vous souhaitez gagner du temps et définir une première cure en naturopathie avec les conseils d'un professionnel. La première consultation dure 1 à 2 heures et s'appelle *Bilan de vitalité*. En comparaison, notons qu'un médecin généraliste consacre en moyenne 16 minutes à chaque patient : son rôle étant de combattre la maladie, il n'a pas le temps d'éduquer à la santé !

Focus

Le naturopathe est un éducateur à la santé naturelle ; toute sa démarche découle de l'intention de vous informer pour vous rendre libre de prendre soin de vous. Son travail s'inscrit dans une relation d'aide : il écoute, dialogue, explique ! Son objectif n'est pas de remplacer le médecin traitant, mais d'aller où celui-ci n'a pas le temps d'aller, d'explorer le quotidien du patient. En expliquant les processus biologiques qui gouvernent votre corps, il permet de mieux comprendre ses réactions (vos symptômes). Il vous amène à une prise de conscience de la responsabilité qui vous incombe vis-à-vis de votre corps. Il vous aide également à prendre conscience des réactions de votre organisme et à adopter les meilleurs réflexes en fonction de votre constitution. En cela, il permet de développer la notion de « médecin intérieur ». Il vous explique comment vous fonctionnez et la manière d'enrayer les déséquilibres pour qu'ils ne s'installent pas ou pour les faire reculer. Aussi appelé *hygiéniste de santé* ou *praticien en hygiène de vie*, il considère qu'au lieu d'essayer d'éviter les maladies, on devrait plutôt « faire de la santé » !

Le rôle de la naturopathie est d'aider l'organisme à maintenir son équilibre, mais aussi de stimuler toutes ses capacités à se soigner lui-même en ayant recours à des moyens naturels. Le corps est intelligent, il cherche toujours à se guérir ! Nos grands-mères parlaient souvent de « sortir le mal » par la fièvre, parce que c'est effectivement ce qu'il fait ! Il se débarrasse de tout ce qui le pollue pour continuer de fonctionner, dans ce cas précis en faisant monter la température pour transpirer. Nos aïeux utilisaient des méthodes qui nous semblent aujourd'hui désuètes, alors qu'elles étaient pleines de bon sens et issues de l'expérience.

Nous vivons à une époque formidable, où il est possible d'allier le meilleur des techniques modernes et de la médecine traditionnelle naturelle. Profitons-en !

LA CONSULTATION EN NATUROPATHIE

Le praticien en naturopathie vous propose un programme sur mesure en fonction votre âge, de vos habitudes de vie, de votre état de santé et de votre potentiel vital. Les recommandations qu'ils vous destinent ne sont pas les mêmes que celles de votre voisin. S'il y a un tronc commun, il y a aussi de nombreuses subtilités. Soyez prêt ! Consulter un naturopathe, c'est aussi accepter de remettre en cause ses habitudes de vie au quotidien...

Consultation allopathique *vs* consultation naturopathique ?

Le naturopathe n'a pas de stéthoscope et n'est pas habilité à prendre la tension. En fin de rendez-vous, pas de prescriptions, mais des recommandations. Le naturopathe peut vous conseiller de faire des examens complémentaires dont vous pourrez discuter avec votre médecin, mais n'a pas le pouvoir de les prescrire officiellement.

En naturopathie, on ne parle pas de patients, mais de clients. L'exercice de la médecine est aujourd'hui encore très réglementé en France et chaque mot est soupesé pour éviter de mettre en danger l'activité du naturopathe. Le naturopathe libéral est assujetti à la TVA – il reverse donc 20 % du tarif de chaque consultation – et ses honoraires sont fixés librement. Les consultations ne sont pas remboursées par la Sécurité sociale, mais de plus en plus de mutuelles les prennent en charge.

Le secret professionnel est de rigueur, il comprend tout ce qui a été porté à la connaissance du naturopathe dans l'exercice de ses fonctions. Et, à l'instar du médecin, il n'est pas autorisé à faire de la publicité, mais il peut proposer des conférences, des ateliers ou publier des articles pour se faire connaître. Ça tombe plutôt bien, puisque sa vocation est d'éduquer aux réflexes de santé naturelle !

J'envisage de voir prochainement un naturopathe ? Je prépare mon rendez-vous ! Je rassemble mes analyses récentes, si j'en ai, et je liste mes préoccupations :

- ______________________________
- ______________________________
- ______________________________
- ______________________________
- ______________________________
- ______________________________
- ______________________________

ocus

À votre arrivée au cabinet, le naturopathe vous expliquera comment il travaille et écoutera votre demande. Ensuite, il procédera le plus souvent en trois phases : **observation physique** (vous restez habillé, c'est votre posture, votre peau, vos ongles, vos cheveux, la forme de votre visage qu'il observe), **anamnèse** (phase de questions précises), puis **recommandations** présentées sous la forme d'une cure.

Le naturopathe utilise une classification établie par Hippocrate (et ses successeurs qui ont repris ses grands principes !) pour définir vos grandes tendances, forces et faiblesses.

La classification selon Hippocrate propose 4 grandes tendances :

- tempérament sanguin (plutôt dilaté) ;
- tempérament lymphatique (plutôt digestif et sanguin) ;
- tempérament bilieux (plutôt musculaire et respiratoire) ;
- tempérament nerveux (plutôt cérébral).

Très souvent, les tempéraments sont nuancés (un peu de sanguin avec beaucoup de lymphatique, un peu de bilieux avec une dominante de nerveux...) et donnent des indications sur vos capacités vitales. Votre naturopathe ne vous en dira probablement rien, parce que c'est un jargon qui lui prendrait une partie de la séance à expliquer et qu'il y a déjà beaucoup à dire ! Pour en savoir plus, lisez le *Guide personnel des bilans de santé* de Daniel Kieffer, Grancher, 1998.

Et l'homéopathie dans tout ça ?

Récente d'environ deux siècles, l'homéopathie utilise des remèdes microdosés pour faire réagir l'énergie vitale du patient et déclencher les processus d'autoguérison.

Elle présente un aspect scientifique comme l'allopathie, mais vise cette fois-ci à faire réagir le malade grâce à des remèdes extrêmement dilués. Elle repose sur une loi, celle de la similitude : toute substance capable de provoquer des troubles chez un sujet sain peut, en petite quantité, soigner ces mêmes troubles chez un sujet malade. Sa prescription est réservée aux médecins.

Exemples : l'intoxication par l'arnica de nos montagnes provoque des courbatures, des bleus, une sensation de fatigue. Au contraire, l'*Arnica montana* en usage homéopathique sera le médicament des traumatismes, qu'ils soient généraux (fatigue d'efforts physiques...) ou locaux (coups, bosses...). L'homéopathie est très efficace quand le malade n'a pas suffisamment de vitalité ; il arrive que le naturopathe conseille un thérapeute homéopathe pour accélérer la réaction du corps. Lorsque le bon remède est trouvé, il permet d'activer les capacités spontanées de l'organisme qui était bloqué jusqu'à lors.

DÉONTOLOGIE

Les naturopathes prêtent officiellement serment auprès de leur école et de leur fédération s'ils sont affiliés. Ils adhèrent au principe de moralité et à la déontologie définie par Hippocrate :

- d'abord ne pas nuire ;
- c'est la nature qui guérit ;
- si l'on intervient, le faire dans le sens où le veut la nature.

En France, seuls les médecins, les chirurgiens-dentistes et les sages-femmes sont habilités à pratiquer la médecine. Le naturopathe ne peut donc pas :

- **Émettre de diagnostic.** Il réalise un bilan de vitalité en se basant sur l'observation physique et un questionnaire détaillé sur votre histoire de vie.

- **Établir une relation suivie avec ses clients pour raisons médicales.** Le plus souvent, il vous reçoit une première fois pour le bilan, puis une seconde fois dans les mois qui suivent pour faire le point et noter les améliorations possibles. Son rôle est de vous éduquer à la santé ; ensuite, c'est à vous d'agir ! Selon vos besoins, vous pouvez retourner le voir l'année suivante ou un peu plus tard avec de nouveaux besoins d'« éducation », c'est vous qui voyez. Le naturopathe n'a pas vocation à vous faire revenir tous les mois, mais vise plutôt à vous libérer des schémas de soins conventionnels et à vous donner des clés.

- **Prescrire des médicaments.** En aucun cas, le naturopathe n'est habilité à vous conseiller de suspendre ou de commencer un traitement médicamenteux. Il vous recommandera un programme en hygiène de vie que nous détaillons dans la partie 3. Il est vivement conseillé de partager votre expérience avec votre médecin traitant qui pourra, le cas échéant, diminuer la prise de certains médicaments.

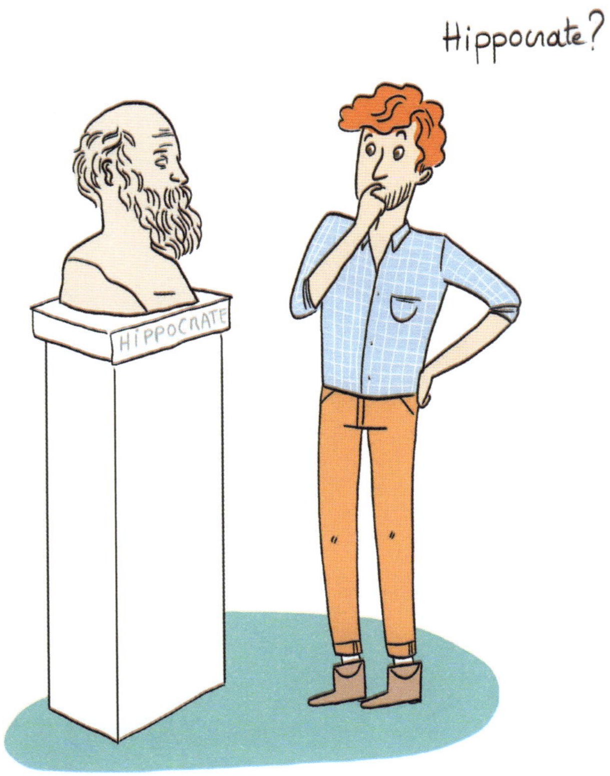

COMMENT CHOISIR SON NATUROPATHE ?

Vous trouverez des annuaires sur les sites des écoles de naturopathie ou sur les sites des syndicats et fédérations (SPN - Syndicat des Professionnels de la Naturopathie, Omnes...). N'hésitez pas à consulter les sites Internet des praticiens en naturopathie et à découvrir leurs spécialités : réflexologie, émotionnel, coaching sportif, périnatalité.... Chaque naturopathe propose une approche différente en fonction de son histoire personnelle et de ce qui le passionne, c'est une histoire humaine ! Faites confiance à votre intuition et demandez conseil autour de vous, car le bon vieux bouche-à-oreille, c'est bien aussi !

D'OÙ VIENNENT NOS MALADIES ?

Focus

Le naturopathe considère que la maladie nous signale un déséquilibre. Elle est une réaction de défense du corps qui entraîne des symptômes inquiétants pour les patients – et parfois, pour les médecins qui n'ont pas appris à les gérer, mais plutôt à les réprimer. La maladie (non accidentelle) est un effort que fait l'organisme pour se purger des toxines qui stagnent dans le sang et la lymphe ; lorsque l'on comprend cette façon de penser, une nouvelle palette de possibilités de se soigner s'ouvre alors... On ne cherche plus seulement à pallier le problème, mais à comprendre comment guérir !

« On ne tombe pas malade ». Si votre naturopathe vous corrige en vous disant que vous n'êtes pas « tombé » malade, mais que vous êtes « devenu » malade, c'est parce qu'il considère que votre corps était prêt pour recevoir la maladie, le virus ou le déséquilibre qui s'est installé. L'hygiène de vie faisant le lit de ce qu'il nous arrive, il vous explique que mieux votre corps fonctionne, moins vous êtes susceptible « d'attraper » tout ce qui se transmet.

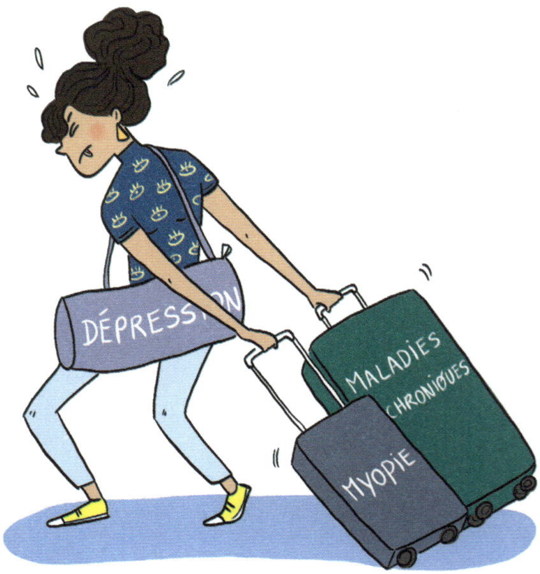

PRÉVENIR PLUTÔT QUE GUÉRIR

L'hérédité

On ne peut pas redistribuer les cartes, la qualité de l'hérédité est un cadeau (parfois empoisonné) de la famille... Vous êtes peut-être né avec la meilleure constitution possible ou vous portez une faiblesse héréditaire - cardiaque, digestive ou encore, une prédisposition aux maladies auto-immunes. Vous le savez, ou n'en avez pas encore connaissance. Entre nous, mieux vaut le savoir ! Ainsi, on est informé de son potentiel et de ses déficiences. On part avec une longueur d'avance par rapport à quelqu'un qui ne sait pas encore ce qui peut lui arriver. Notons également que l'hérédité est le plus souvent un problème de comportements héréditaires... Si les habitudes de vie sont les mêmes, il est normal que les résultats en hygiène de vie soient également identiques avec une base héréditaire similaire ! Les choses sont dites, il s'agit alors de s'attaquer à ce que l'on peut changer : le terrain.

Focus

On parle de « terrain » en naturopathie comme on parle de la terre en agriculture. Comme le sol, on soigne le corps, on le draine, on le nourrit pour qu'il soit le plus sain possible. Un bon terrain est solide, défensif et résiste aux intempéries comme aux attaques des virus. Un mauvais terrain est carencé, affaibli. Le terrain, c'est donc l'ensemble des paramètres biologiques, psychologiques, énergétiques, qui font que chaque personne est unique. Le modifier, c'est agir sur ses ressources, sur son immunité, sur sa capacité de guérison.

Je note les fragilités familiales :

Qu'est-ce qui « court » dans la famille ? Y a-t-il des maladies chroniques ou dégénératives ? Lesquelles ? Je note aussi le niveau de stress, les tempéraments enclins à la dépression... Tout compte !

Myope, comme ma mère !

Pendant près de 20 ans, je ne me suis pas posé de questions. Comme beaucoup, je me suis conformée à l'idée que c'était ma seule réalité possible. Si l'on emprunte par mimétisme, parfois par loyauté, des habitudes et les maux qui vont avec, on peut aussi les rendre. Les troubles de la vue sont moins héréditaires que « transmis par le comportement » en famille ou dans l'environnement. Les mêmes habitudes de vie, les mêmes déficits en oligoéléments/vitamines, mais aussi, les mêmes activités que nos proches, qui construisent notre réalité physiologique - lecture et écrans par exemple, plutôt que la stimulation de la vision de loin, etc... Ceci est valable pour de nombreuses maladies chroniques. Les lunettes sont aussi une barrière protectrice face au monde. Une armure, un masque derrière lequel on peut se cacher, qui arrive souvent pile à l'adolescence ou à l'entrée de l'âge adulte. Depuis quelque temps, je travaille à rééduquer ma vue naturellement et j'obtiens d'excellents résultats !

POURQUOI PRENDRE SOIN DE SON « TERRAIN » ?

Il y a toujours, bien sûr, le risque d'attaques extérieures par les microbes, bactéries et virus et que l'on range souvent sous la même étiquette de « vilains fautifs qui nous rendent malades ». Ne mélangeons pas tout, ces molécules vivantes sont d'une extraordinaire diversité et nous rendent beaucoup de services au quotidien ! Explorons un peu leur univers...

Focus

Commençons par **les microbes** : il y en a dans le sol et dans l'eau, dans le phytoplancton, dans certains aliments... et l'on ne pourrait pas vivre sans eux. Ils contribuent aux cycles de la matière, alors un peu de gratitude et quelques applaudissements pour ce beau travail ! Le terme « microbe », non scientifique, signifie « petite vie » et regroupe en fait tous les micro-organismes, un terme général qui inclut les virus, les bactéries, mais aussi des organismes microscopiques comme les levures. Un nombre considérable de microbes vivent aussi sur nous et en nous, dans nos intestins ou sur notre peau : à sa surface vivraient plus de 1000 milliards de micro-organismes ! Alors, les microbes sont-ils responsables de tous nos maux ? Bien sûr que non, d'ailleurs notre propre corps renferme plus de ces bactéries que de cellules et il s'en sort plutôt bien !

Les bactéries sont souvent des « amies ». Elles sont constituées de cellules qui assument les fonctions élémentaires : transmettre et exprimer l'information génétique, mais aussi tirer matière et énergie de l'environnement – elles possèdent donc un métabolisme. Leur taille est très réduite, elles ne sont constituées que d'une seule cellule, ce qui leur vaut le nom d'« organismes unicellulaires ».

Parfois pourtant, ce sont des « ennemies » ; on parle dans ces cas-là de bactéries pathogènes (responsables des maladies). Elles pénètrent dans l'organisme par l'intermédiaire de la peau, de la nourriture que l'on ingère, des relations sexuelles non protégées ou encore, de l'air que l'on respire. Elles s'installent autour de cellules et tissus spécifiques pour se protéger des mécanismes de défense du corps humain, les plus malignes arrivent même à pénétrer dans les cellules. Le risque lié aux bactéries vient de leur vitesse de reproduction : en quelques heures, elles sont capables de se multiplier en un nombre vertigineux ! Certaines, comme le choléra ou la coqueluche, sécrètent également des toxines qui peuvent être extrêmement dangereuses.

Comment s'en protéger ? Rien ne vaut l'hygiène, en prévention. Se laver les mains régulièrement, boire une eau potable, désinfecter ses plaies, se protéger lors des relations sexuelles, etc. En théorie, même si une bactérie pénètre dans l'organisme, le système immunitaire se trouve en mesure de la combattre. Mais, il peut arriver que le système immunitaire ne parvienne pas à arrêter l'infection. Dans ce cas, les bactéries nocives peuvent être combattues par les antibiotiques, des molécules chargées de les détruire ou d'empêcher leur croissance.

Et les bactéries intestinales ?

Dès la naissance, notre intestin renferme plus de 100 000 milliards de bactéries, garantes de notre système immunitaire. Leurs rôles sont variés : en plus de renforcer les défenses immunitaires, elles permettent d'améliorer la digestion, d'empêcher le développement de germes, de faciliter l'assimilation de minéraux et de vitamines, d'activer certaines productions hormonales... Le microbiote intestinal exerce en permanence un travail colossal au sein de l'organisme sans même que l'on s'en aperçoive ! La qualité de cet écosystème intestinal est essentielle, car chaque fois que le corps est agressé (par des éléments extérieurs agressifs ou de mauvaises habitudes récurrentes), c'est tout le système qui se met en branle. Veiller sur les bonnes bactéries est primordial pour rester en bonne santé et garder un système immunitaire performant. Lors d'un stress, d'une alimentation non adaptée ou/et d'un traitement antibiotique, les « ennemies » prennent le dessus sur les « amies » et engendrent des troubles plus ou moins sympathiques.

Et les virus ?

Ils font souvent parler d'eux l'hiver et aiment beaucoup quand notre système immunitaire est affaibli ! Contrairement aux bactéries, le virus n'est pas une entité autonome et est généralement plus petit. Il a besoin d'« infecter » ou de « parasiter » une cellule pour fonctionner et se multiplier. Ce colonisateur très malin détourne ensuite la machinerie à son profit... La cellule se retrouve contrainte de fabriquer des centaines de copies du virus qui s'installe. Il s'attrape par contagion, dans l'air ou par contact direct ou indirect avec une personne infectée. Les barres du métro ou encore la porte des toilettes en sont couvertes...

Les virus sont le plus souvent bénins, comme la grippe, le rhume ou la varicelle que nous avons tous eus dans notre vie. D'autres sont beaucoup plus dangereux, comme la variole ou le sida.

Au début, on ressent le plus souvent une fièvre, des maux de tête, de la fatigue... signes que le corps entre en lutte avec cet élément étranger. Lorsque l'organisme a déjà rencontré le virus, il reconnaît les armes qu'il a précédemment utilisées et y fait de nouveau appel ; c'est pour cette raison que l'on ne peut pas avoir deux fois la varicelle : le système immunitaire reconnaît la structure du virus et envoie immédiatement les anticorps nécessaires.

Quel est le risque ? Les fonctions vitales prises en charge par les cellules infectées ne sont plus remplies, puisqu'elles sont occupées à « photocopier » le virus. S'il est très virulent, le système immunitaire peut aussi être rapidement débordé. Le virus ayant pris le contrôle des cellules, il n'existe pas de médicament pour le détruire sans détruire les cellules. Quelques antiviraux néanmoins permettent de perturber le cycle de réplication et donc, de ralentir sa progression.... Restent la prévention et la vaccination[1].

Vous savez donc maintenant ce que sont les microbes, les bactéries et les virus. Ils ont finalement peu en commun, si ce n'est la capacité de s'installer dans l'organisme et de faire dérailler son équilibre si le terrain est propice !

Observons maintenant les autres causes, comme l'environnement et sa toxicité. Impossible de tout contrôler, d'autres attaques viennent aussi des appareils que l'on utilise et des polluants que l'on côtoie au quotidien. Accrochez-vous !

Les radiations

Radiations électromagnétiques, téléphones portables, ondes TV, satellites de communication, mais également fours à micro-ondes, lignes à haute tension, écrans d'ordinateurs... tous ces éléments, que l'on ne peut plus éviter au quotidien, ont des effets encore mal connus sur notre santé.

1. Le principe du vaccin est très ingénieux : en injectant une version inoffensive du virus, on prépare l'organisme à l'éliminer plus facilement lorsqu'il le rencontrera « pour de vrai ». Alors, pourquoi la pratique fait-elle polémique ? En France, le DTP est obligatoire, il permet d'éviter la diphtérie, le tétanos et la poliomyélite. D'autres vaccins sont seulement fortement recommandés, comme le ROR, la coqueluche, l'hépatite B, etc. Si les vaccins ont permis d'éradiquer nombre de maladies mortelles, on peut s'interroger sur leur nécessité aujourd'hui, alors que ces affections ne sont plus aussi répandues... Leur composition est également en cause : en effet, ils contiennent des produits additionnels, comme le formaldéhyde et l'aluminium, dont les dangers neurotoxiques sont dénoncés aujourd'hui par nombre de médecins allopathiques.

Si la maman allaite son nouveau-né et désire le faire vacciner, le naturopathe recommandera d'attendre la fin de l'allaitement, ce qui permet au bébé de renforcer son système immunitaire pendant les premiers mois de sa naissance avant d'être mis en contact avec un premier virus sous forme de vaccin.

À lire : *Vaccins, comment s'y retrouver*, Henri Joyeux, 2015, Éditions du Rocher.

Les produits polluants

Ils sont présents dans les sols, dans l'eau que l'on consomme... Nous avons introduit dans la nature de nombreux polluants difficiles à gérer pour notre corps, car biologiquement complexes. En pratique, ils peuvent par exemple libérer des microparticules et provoquer des insuffisances respiratoires. Les plus connues sont les poussières utilisées dans la construction de certains bâtiments et aujourd'hui reconnues comme responsables de cancers. D'autres substances, provenant de l'industrie et de la circulation automobile, se répandent encore plus largement dans les villes.

Les éléments climatiques

Le froid, la chaleur, la pluie, le vent entraînent aussi des modifications qu'il faut prendre en compte. Pas facile de vivre près de la mer quand on souffre d'hyperthyroïdie ou dans une ville très humide lorsque l'on est sujet aux sinusites !

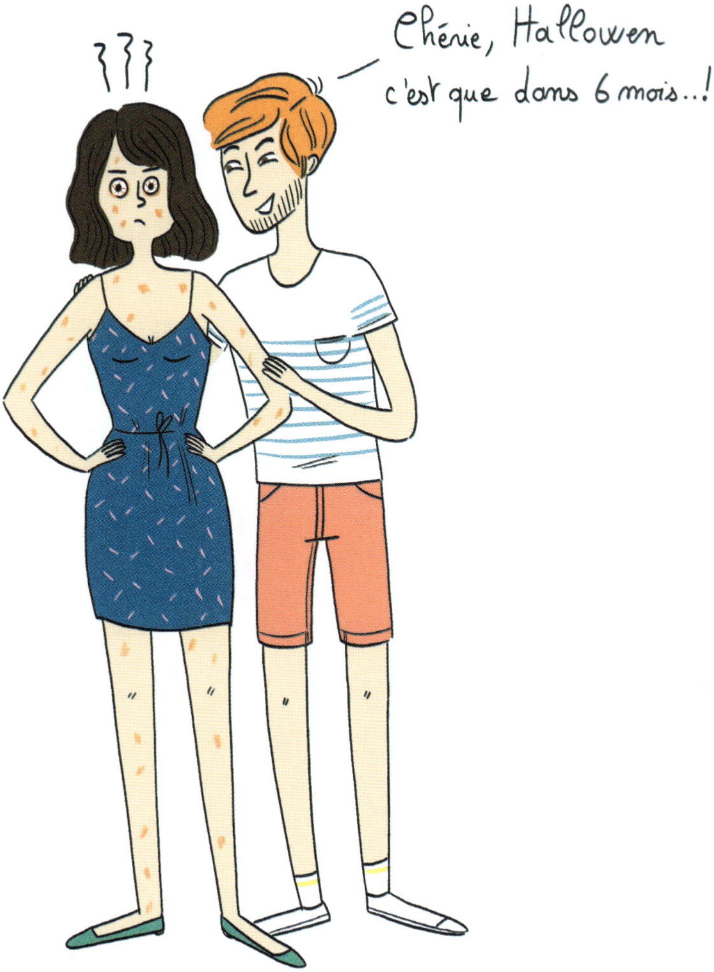

NOS MAUVAISES HABITUDES

La sédentarité

Posez ce cahier, levez-vous et faites le tour du pâté de maisons ! Plus le temps journalier passé en position assise est élevé, plus l'espérance de vie est courte !

Je note mon activité physique :
Est-ce que je marche tous les jours ? Quel est le temps consacré au sport dans ma semaine ? Oui, tout compte : yoga, Pilates, danse – même à la maison – jogging, natation, escalade, hula hoop... l'important, c'est le mouvement !

Le tabac et l'alcool

Le tabac n'est pas qu'une plante sacrée et l'alcool, un antiseptique, malheureusement ! Le premier est même la première cause de mortalité évitable en France. Le tabagisme actif est considéré comme responsable de 90 % des cancers du poumon et de 73 000 décès prématurés chaque année dans notre pays (Catherine Hill, « Épidémiologie du tabagisme », *La Revue du praticien*, 20 mars 2012).

L'abus d'alcool, souvent en association avec le tabac, fait le lit des cancers des voies aériennes et de la partie supérieure du tube digestif. Il aboutit parfois à une cirrhose (transformation fibreuse du foie), une affection extrêmement dangereuse.

Je note ma consommation de tabac et d'alcool :

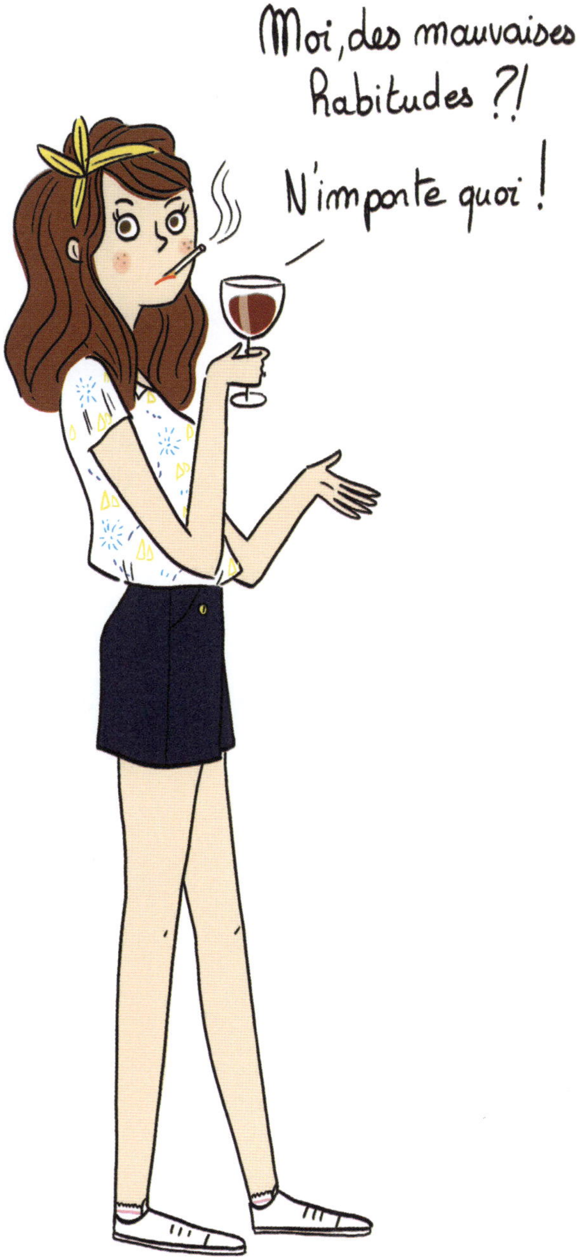
Moi, des mauvaises habitudes ?!
N'importe quoi !

Les boissons acidifiantes : café, sodas et Cie

Vous ne pouvez pas démarrer la journée sans un petit café le matin, puis vous en prenez un autre dans la matinée et encore un après le déjeuner ? En soirée, vous aimez consommer des boissons énergisantes ? La caféine est un stimulant fantastique qui permet d'accomplir des miracles au bureau alors qu'on s'est couché trop tard et de poursuivre la fête jusqu'au bout de la nuit ! Les études sur les effets positifs comme négatifs du café se sont succédées au cours des dernières décennies. Le risque le plus connu est l'infarctus, mais surtout, ce qu'il faut comprendre, c'est que nous ne sommes pas tous égaux face à la caféine.

D'autre part, dans une optique de santé globale le naturopathe va tenter de vous faire comprendre, sans tomber dans l'obsession ni la frustration, que la caféine acidifie l'organisme. L'excès d'acide contribue à une déminéralisation et une inflammation générale de l'organisme et perturbe l'activité de ses enzymes. Tout ceci a une incidence directe sur la vitalité, le sommeil et l'équilibre nerveux. On entre alors dans un cercle vicieux : moins on dort, plus on boit de café...

La caféine ne se trouve pas uniquement dans le café et les sodas caféinés. Il y en a aussi dans le thé ; la molécule est similaire, mais on l'appelle théine. Le taux de caféine contenu dans une tasse de thé sera très différent en fonction de sa variété et du temps d'infusion. Il y en aurait plus dans le matcha et dans le thé vert, puis dans le thé blanc et le thé noir. Toutefois, la théine du thé vert est beaucoup mieux tolérée, car elle est directement en relation avec d'autres substances (polyphénols et L-Théanine) qui limitent ses effets excitants et multiplient ses bienfaits antioxydants.

Je note ma consommation de café, sodas, thés (avec théine)...

____

____

____

____

____

Les médicaments

L'abus des molécules de synthèse que sont les médicaments chimiques n'est pas sans conséquence. Les effets indésirables s'accumulent sur les notices et les prescriptions à rallonge donnent souvent des cocktails aux effets délétères.

Le foie, qui doit filtrer les molécules chimiques, s'intoxique au fil des mois et des années jusqu'à ne plus pouvoir répondre à la demande. Plus le travail est complexe, plus il s'épuise ! En outre, l'aspect « automatique » de la prise de médicaments procure un sentiment de perte de contrôle lorsque l'on s'en remet entièrement à la médecine allopathique sans modifier son hygiène de vie.

Je note ma consommation de médicaments (ceux que je prends sur prescription du médecin ET ceux que je prends occasionnellement, souvent, régulièrement en automédication...)

____

____

____

____

____

Le stress

Le stress, la peur et tout ce qui nous est inconfortable entament notre précieux équilibre. Le « bon » stress est la réponse normale du corps à une stimulation, mais aujourd'hui, les agressions sont tellement fréquentes et intenses qu'il s'installe volontiers dans notre quotidien. Il est là le soir, sur notre oreiller avec nos pensées qui tournent en boucle, le matin avec le bruit et la foule des transports en commun ou les embouteillages, au travail avec les dossiers qui s'accumulent... Difficile d'y échapper.

Habitués au confort, nous supportons aussi de moins en moins les contrariétés. Nous courons après les possessions matérielles et confondons souvent bonheur et confort ; nous cherchons à apaiser nos craintes dans un univers anxiogène.

Les risques sont graduels. Le corps commence par nous alarmer avant de s'adapter et de nous laisser dans un état « à fleur de peau », jusqu'à une phase d'épuisement malheureusement de plus en plus courante.

Le stress et moi : une connexion un peu, beaucoup, à la folie ?
Au travail, à la maison, à propos de l'avenir... Je vide mon sac !

Une alimentation déséquilibrée

En matière d'alimentation, nous avons oublié notre bon sens ! Les risques surpassent souvent les bienfaits si l'on fait le bilan de nos assiettes occidentales, trop lourdes, trop grasses ou trop sucrées. Oui, il faut manger pour (sur)vivre, mais il faut surtout la bonne dose de nutriments, des produits de qualité sans trop de toxines à gérer pour notre corps.

Les principaux problèmes aujourd'hui sont :

- la quantité d'aliments que nous ingérons à chaque repas et le grignotage qui ne permettent pas à notre estomac de se vider complètement ;
- les « faux aliments » qui nous remplissent sans apporter de bienfaits énergétiques ;
- le sucre, si addictif ;
- le sel, présent dans tous les plats préparés.

Pourquoi a-t-on des carences ? Parce que l'alimentation est déséquilibrée, les aliments d'une qualité insuffisante ou dénaturés par des produits chimiques ou une trop grande transformation (cuisson) ou encore, parce que l'on est incapable, pour des raisons physiologiques, d'assimiler les nutriments. Nous manquons aussi beaucoup de soleil et de sommeil, deux éléments qui permettent au corps de bien fonctionner et contribuent à une bonne assimilation.

Je mange comment en ce moment ?

Le risque des surcharges

Nous surchargeons notre corps par nos excès et nos déficits d'élimination des déchets. Si ces surplus bloquent les fonctions d'évacuation, qui se retrouvent alors débordées, nos organes n'arrivent plus à faire leur travail correctement. En se surchargeant, le corps s'épuise et les liquides (sang, lymphe) s'épaississent. Ils circulent plus lentement, les tissus sont de moins en moins bien irrigués et les échanges cellulaires, comme l'oxygénation, se font moins bien. « La lymphe, c'est à la fois le fleuve nourricier et le tout-à-l'égout », disait Pierre-Valentin Marchesseau, un naturopathe français.

Les risques sont les suivants :

- les cellules, ne pouvant plus fonctionner correctement, s'épuisent ou prolifèrent de façon anarchique ;
- les carences s'accentuent, car le corps n'est plus en mesure d'assimiler les nutriments ;
- les attaques extérieures deviennent plus virulentes, car le système immunitaire n'est plus aussi réactif qu'avant.

Les effets d'un « encrassement » sont graduels et l'organisme rencontre différents troubles en fonction de l'histoire de l'individu. Il est essentiel de corriger ces problèmes de surcharges au fur et à mesure afin d'alléger le corps et de lui rendre sa capacité d'autoguérison.

Est-ce que je m'accorde des périodes d'allègement ? De « détox » pour me faire du bien ?

____

____

____

____

____

« Le corps fait une maladie pour se guérir. »

Hippocrate

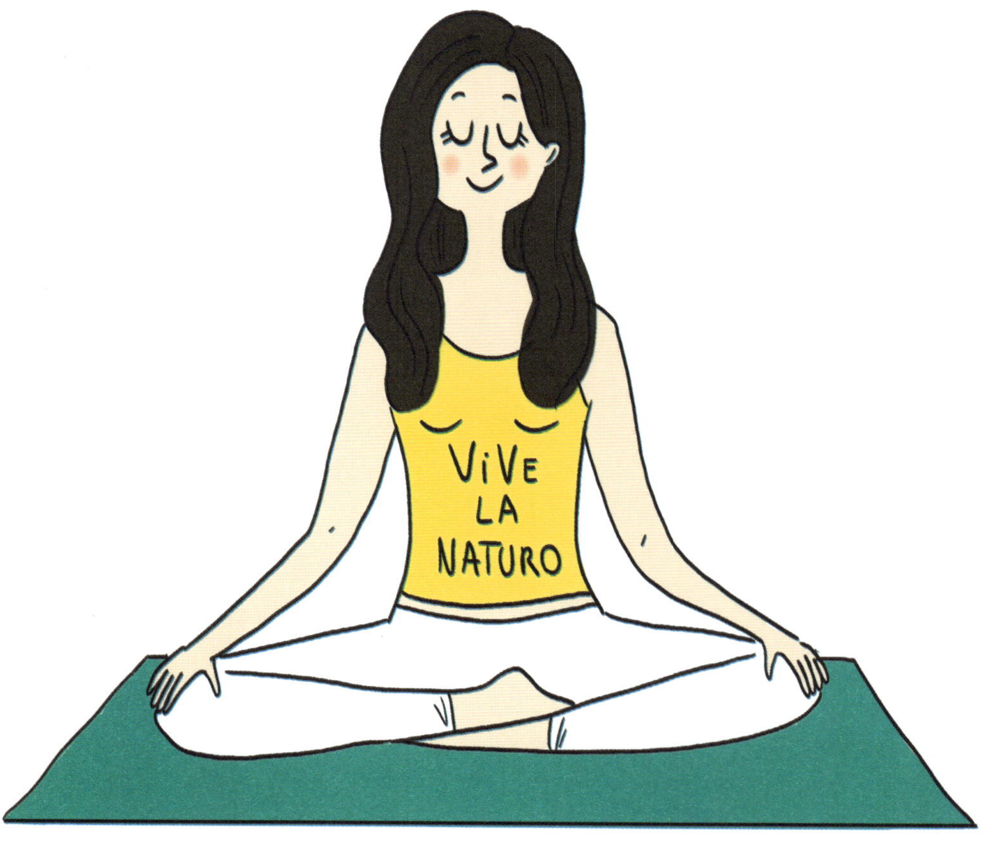
ViVe
LA
NATURO

Partie 3

L'art de vivre « naturo » au quotidien

Dans cette partie :

- Les règles de base pour bien dormir
- Je gère mon stress !
- Je découvre des approches thérapeutiques et des remèdes naturels
- L'alimentation naturopathique
- Les bienfaits de l'exercice physique

RELAXATION, SOMMEIL ET GESTION DU STRESS

Le monde dans lequel on vit est en désaccord avec les demandes biologiques de base de nos organismes, qui ont besoin de repos et de temps de restauration entre les différentes activités. Notre mental fonctionne de plus en plus vite (et les sollicitations sont continues), tandis que notre corps est de moins en moins en mouvement. Le déséquilibre se creuse et nous souffrons du mal du siècle : le stress. Sans un repos de qualité et une bonne gestion du stress, pas de santé durable possible !

Bien dormir

Commençons par la question du sommeil, qui occupe près d'un quart de notre vie ! Sans lui, l'organisme est dans l'incapacité d'assurer toutes ses fonctions de base. Sans un repos de qualité, le corps ne peut pas se réparer en cas de maladie. C'est pourquoi la première chose que vous devez chercher à améliorer, c'est votre sommeil et votre capacité à vous reposer. Les scientifiques l'étudient et le décortiquent pour essayer d'en percer les mystères et, selon l'Institut national du sommeil et de la vigilance, 20 à 30 % de la population française souffrirait de troubles du sommeil, dont 10 % d'insomnies sévères.

À quoi sert le sommeil ?

- Il permet de recharger les batteries, les réserves d'énergie nerveuse et glandulaire ;
- il est impliqué dans la digestion, la respiration, la régénération cellulaire ou encore, la sécrétion d'hormones ;
- il permet au corps d'effectuer un nettoyage quotidien organique durant la nuit ;
- il joue un rôle clé dans les mécanismes de mémorisation et d'apprentissage.

Le stress et les contraintes de notre société actuelle font qu'il est difficile de bien dormir tous les soirs. Nombreux sont ceux qui souffrent de difficultés d'endormissement, de réveils nocturnes ou très matinaux avec l'impossibilité de se rendormir... Avec, en prime, le sentiment d'un sommeil non réparateur et la fatigue qui les accompagne toute la journée jusqu'à la nuit suivante ! On considère que l'insomnie devient chronique si elle se produit trois fois par semaine depuis au moins un mois. Les conséquences sont délétères : frilosité, nervosité, irritabilité, difficultés de concentration, déprime, baisse de l'immunité, perturbations métaboliques, besoin de sucre, somnolence, maladies cardio-vasculaires, etc.

Focus

Pourquoi dort-on mal ? Les causes de l'insomnie sont nombreuses et rarement uniques, ce qui complique la résolution du problème. Voici les plus courantes :

- un rythme de vie déséquilibré : heure de coucher tardive et/ou irrégulière ;
- le stress, les contrariétés, les idées qui tournent en boucle, le surmenage ;
- une digestion trop lourde, des repas gras ou sucrés, pris trop tard dans la soirée ;
- des lumières vives utilisées le soir : téléphones portables, tablettes et ordinateurs ;
- des douleurs qui nous maintiennent éveillés ;
- la peur de lâcher prise, de sombrer dans le sommeil et de lever notre vigilance ;
- des troubles de la ménopause ou des dérèglements hormonaux.

L'insomnie peut aussi être un signal d'alarme d'une autre pathologie comme la dépression. En générant du stress, elle peut également induire des conséquences semblables à ses causes. Des règles d'hygiène de vie peuvent heureusement nous aider à sortir de ce cercle vicieux.

Mon sommeil et moi :

- Combien de temps me faut-il pour m'endormir ?

  ____

- Est-ce que je me réveille la nuit ?

  ____

- Est-ce que je me rendors facilement ?

  ____

- Est-ce que j'ai de l'énergie le matin au réveil ?

  ____

Autre : ____________________

____

Quelques règles de base : ce qu'il ne faut pas faire avant d'aller se coucher

Attention

Trop manger
La suralimentation est l'une des causes des problèmes d'endormissement et de réveils nocturnes. Ainsi, une digestion perturbée peut nuire au sommeil – notez par ailleurs que les graisses se digèrent lentement…

Ne pas manger suffisamment
La sous-alimentation joue également sur le sommeil, car la faim peut nous réveiller en pleine nuit ! Dans ce cas, une poignée d'amandes, un biscuit sec peu sucré ou une purée de fruits peuvent vous aider à vous rendormir.

Certaines boissons diurétiques
Certaines soupes (poireaux) ou tisanes (queues de cerises), mais aussi la bière activent le travail des reins, qui fabriquent alors plus d'urine pour éliminer les toxines du corps. Ce n'est pas une mauvaise chose, mais les dormeurs légers risquent d'avoir besoin de se lever régulièrement pour éliminer.

Les produits excitant le système nerveux
Le thé, le café, l'alcool, le tabac, les boissons sucrées ou contenant de la taurine contrarient le sommeil et maintiennent éveillé. Ils sont à éviter au quotidien !

Ruminer au lit
Les idées qui tournent en rond n'aident pas à dormir, bien au contraire ! Mieux vaut laisser hors du lit toutes les pensées récurrentes et parasites.

Compenser le week-end
Se coucher tard et se lever tôt toute la semaine en espérant compenser le week-end ne fonctionne pas. Si la dette de sommeil s'installe sur plusieurs jours, une grasse matinée et une sieste ne suffiront pas à venir à bout de la fatigue… Les risques ? Commencer une nouvelle semaine encore fatigué et souffrir de l'« insomnie du dimanche soir ».

Les anxiolytiques et les somnifères
La France détient la médaille d'or en termes de consommation de benzodiazépines (anxiolytiques, somnifères, myorelaxants…). Dans une étude publiée en septembre 2012 dans le *British Medical Journal*, les anxiolytiques et somnifères représentent 4 % de la consommation totale de médicaments… soit 131 millions de boîtes vendues en 2012. Or, les solutions chimiques ne sont pas efficaces sur les causes de l'insomnie. Elles perturbent les cycles et les stades du sommeil, les réveils sont « groggy » et fatigués, le corps n'est pas véritablement reposé. Sur la durée, les conséquences de la prise de ces médicaments sont dangereuses pour la santé. Selon une étude menée par l'Inserm (Institut National de la Santé et de la Recherche Médicale) pendant 6 ans, la consommation de benzodiazépines augmente de 51 % le risque de développer une maladie d'Alzheimer après 65 ans pour les personnes des deux sexes en bonne santé. Ce risque s'élève à 80 % si la consommation de benzodiazépines dépasse les 6 mois ; selon Sophie Billioti De Gage, chercheur à l'Inserm, « la force de l'association augmente avec la durée de l'exposition ».

Quelles sont les solutions ?

Conseil

Pour se jeter dans les bras de Morphée et passer enfin de bonnes nuits, il n'y a pas de solutions miracles, mais des stratégies concrètes de bon sens, simples à mettre en place.

Faire de l'exercice

Au moins 45 minutes, trois fois par semaine ! « Le muscle est le contrepoids du nerf », disait Edmond Desbonnet, spécialiste de culture physique au début du XXe siècle. L'objectif n'est pas seulement la fatigue physique, mais plutôt l'équilibre corps-mental. Le sport permet de calmer les ruminations de l'esprit et de bien éliminer les toxines qui peuvent perturber le sommeil.

Adopter des habitudes alimentaires saines

Commencez par supprimer les « faux aliments » (sodas, produits sucrés, etc.) et tous les excitants après 18 heures. Dînez tôt et pas trop gras, au moins 2 heures avant le coucher ! Si possible, faites une petite balade digestive après le dîner. Rendez-vous à la partie concernant l'alimentation naturopathique pour découvrir la meilleure composition possible pour le repas du soir !

Respecter un rythme strict

Couchez-vous et levez-vous tous les jours à la même heure pendant quelques semaines. Sur la période, ne vous autorisez pas à compenser le week-end un léger manque de sommeil (sauf si vous êtes malade), votre corps retrouvera son propre rythme et vous finirez par dormir au bon moment, c'est-à-dire la nuit ! Allez vous coucher aux premiers signes de sommeil, ne traînez pas parce que vous souhaitez terminer quelque chose, bâillements et paupières lourdes sont autant de messages à ne pas négliger !

Éviter les écrans le soir

Cessez d'utiliser ordinateurs, tablettes et téléphones portables 1 h 30 avant le coucher, baissez aussi graduellement les lumières. Écoutez de la musique, lisez un bon livre et créez-vous des rituels personnels... Une crème qui sent délicieusement bon, une bougie allumée sur votre table de nuit ou toute autre chose qui vous fait du bien.

Lâcher le mental

Se détendre, ça s'apprend ! Et cela ne vient pas en une séance... À bon entendeur pour ceux qui ont déjà fait une séance de yoga, de sophrologie, de méditation, ou même de thérapie (psychologie) et qui ont abandonné, c'est un travail au long cours ! Choisissez les techniques qui vous parlent le plus et décidez d'essayer au moins une année entière pour en ressentir les bienfaits lorsque vous en avez le plus besoin.

Créer un environnement propice au sommeil

La chambre à coucher doit être la plus zen possible ! Une décoration sobre, des matières naturelles et pas d'appareils électroniques. S'il y en a, débranchez-les ou passez-les au minimum en mode avion. Aérez la pièce en soirée et évaluez la température de la chambre, qui ne doit pas dépasser les 19-20 °C.

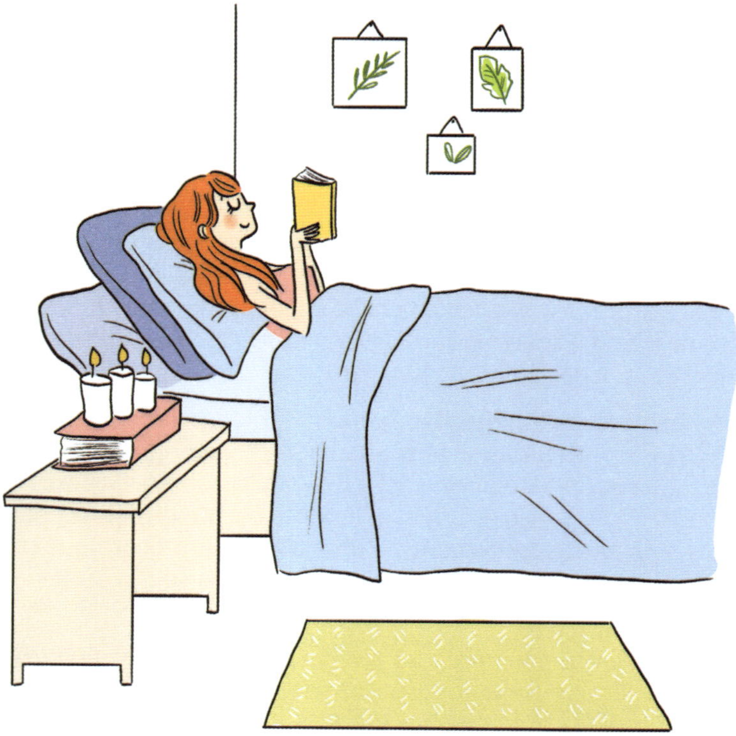

Mes trucs à moi pour bien dormir :

- ______
- ______
- ______
- ______
- ______
- ______
- ______
- ______

L'agenda du sommeil

C'est le meilleur moyen pour avoir une idée précise de la qualité de son sommeil. Il permet aussi de se détacher de ses frustrations en lien avec le sujet, qui nous rendent très émotionnels (« la nuit tout est grave ») et d'observer avec objectivité les points à améliorer.

Agenda de vigilance et de sommeil

Date	Heures																								Appréciation par : TB - B - Moy - M - TM			
Nuit du....... au	20	21	22	23	24	1	2	3	4	5	6	7	8	9	10	11	12	13	14	15	16	17	18	19	Qualité du sommeil	Qualité du réveil	Forme de la journée	Traitement et remarques particulières
Exemple			↓		R								↑				S	S							M	TM	Moy	

↓ Heure de mise au lit
Sommeil ou sieste
↑ Heure du lever

Long réveil

R R R ½ sommeil

S Somnolence dans la journée

Source : www.reseau-morphee.fr

Quand et comment utiliser l'agenda ?

Le matin au réveil pour décrire le déroulement de la nuit ; et le soir pour reporter ce qui s'est passé dans la journée.

- **Le matin :** inscrivez la date (nuit du 5 au 6 juin par exemple).

– Notez le moment où vous vous êtes mis au lit par une flèche vers le bas (même si c'était pour lire ou regarder la télévision) ;

– dessinez une flèche vers le haut pour indiquer votre horaire définitif de lever ;

– coloriez la zone qui correspond à votre sommeil. Si vous vous êtes réveillé en pleine nuit et que cet éveil a été gênant, interrompez la zone coloriée en regard des horaires du réveil. Le but n'est pas de vous souvenir précisément que l'éveil s'est produit entre 3 h 17 et 4 h 12, mais de traduire simplement votre impression avec des heures qui seront obligatoirement approximatives ;

– précisez ensuite la qualité de votre sommeil et votre forme au réveil en remplissant les colonnes de droite (TB = très bon, B = Bon, Moy = moyen, M = mauvais, TM = très mauvais) ;

– indiquez si vous avez pris des médicaments ou s'il s'est passé quelque chose qui a pu perturber votre sommeil (par exemple, faire du sport le soir, avoir mal à la tête, avoir de la fièvre...).

- **Le soir :** remplissez à nouveau l'agenda.

– Si vous avez fait une sieste, indiquez-le par une zone coloriée de la même façon que vous avez noté votre sommeil de nuit. Si besoin, reportez les moments de somnolence en notant un « S » en regard des horaires correspondants ;

– enfin, évaluez votre forme globale dans la journée.

Cet agenda doit être rempli pendant au moins 3 semaines (une fois celui de la p.53 complété, n'hésitez pas à le reproduire pour continuer votre analyse). S'il vous est possible de le remplir à la fois sur une période de travail et une période de vacances, vous disposerez alors de beaucoup plus d'informations sur la qualité globale de votre sommeil.

Gérer son stress

Inévitable, le stress est un ami lorsqu'il est bien géré, car il permet de faire face aux situations d'urgence en activant nos réflexes de survie. C'est quand il s'installe de façon chronique et permanente qu'il se transforme en ennemi. Les épreuves de la vie font qu'il est de plus en plus présent, au point de s'ériger en un véritable problème de santé publique. Devant lui, nous ne sommes pas tous égaux, nous avons une génétique, une éducation et des expériences différentes qui nous amènent à le percevoir différemment. Un point commun pourtant : si on le réprime, on crée des sources de conflits intérieurs et des réactions corporelles qui mettent le corps en danger : tensions, douleurs, inflammations, maladies auto-immunes, diabète, cancers...

Reconnaître le problème du stress dans sa vie, c'est déjà faire une belle partie du chemin ! En ce moment, **je stresse à cause de :**

- ______________________________
- ______________________________
- ______________________________
- ______________________________
- ______________________________

Les stratégies naturopathiques

1. Adopter une bonne alimentation, équilibrée en protéines, glucides et lipides variés et de qualité. **Miser en plus sur les aliments antistress, riches en :**

- antioxydants, car le stress génère des radicaux libres, des molécules qui peuvent endommager les tissus. Il y en a en quantité dans les fruits et les légumes, le thé vert, les aromates, le vin rouge, la viande, le poisson, le germe de blé, les oléagineux... ;

- magnésium, antistress par excellence et régulateur du rythme cardiaque. On le trouve dans les céréales complètes, les fruits secs, les oléagineux, les crustacés et les poissons gras ;

- vitamine B6, élément essentiel du fonctionnement cérébral et de l'adaptation au stress. Elle est présente dans le germe de blé, les céréales germées, le jaune d'œuf, les légumineuses, la viande, les oléagineux... ;

- oméga-3, réduisant les inflammations induites par le stress. Les huiles de lin et de colza, les noix, la mâche et les poissons gras en sont d'excellentes sources !

2. Éviter les agents stressants – alcool, drogues, médicaments... – et s'entourer de personnes positives qui nous soutiennent plutôt que le contraire.
3. S'accorder du temps à soi pour faire preuve de créativité : chanter, danser, s'évader grâce à la lecture, se promener en rêvassant...
4. Travailler sa respiration et pratiquer un exercice physique régulier.
5. Pratiquer la sophrologie, le qi gong, le yoga ou tout autre exercice de relaxation.
6. Utiliser l'aromathérapie, les infusions ou encore, les fleurs de Bach ; les plantes offrent de nombreuses ressources pour la détente. Elles sont d'un précieux recours pour calmer l'organisme, le soutenir en période de stress et améliorer le sommeil. Privilégiez d'abord les tisanes et prenez des compléments alimentaires en cure et non en continu.

Conseil

Seules ou sous forme de mélanges, les plantes à privilégier peuvent être achetées en vrac, de préférence en herboristerie ou dans les magasins biologiques où vous pourrez trouver des conseils :

- l'aubépine (*Crataegus laevigata*), sédative du système nerveux et cardiaque, est particulièrement indiquée en cas d'hypertension artérielle et de palpitations ;
- la mélisse (*Melissa officinalis*), antispasmodique et calmante, augmente le taux de GABA (acide gamma-aminobutyrique) dans le cerveau, un neurotransmetteur favorisant la relaxation ;
- les fleurs d'oranger (*Citrus aurantium*) et de lavande (*Lavandula angustifolia*), ainsi que la racine d'angélique (*Angelica archangelica*) apaisent le système nerveux ;
- la valériane (*Valeriana officinalis*) est qualifiée de véritable « valium végétal », tout comme la passiflore (*Passiflora incarnata*).

Vous avez le choix ! Les principes actifs agissent rapidement, en moyenne au bout d'une demi-heure ; profitez de ce temps pour pratiquer des exercices de respiration !

Attention

Les plantes ne dispensent pas d'un éventuel recours à la psychothérapie ni d'un changement de comportement ou d'habitudes ! Si à chaque insomnie ou angoisse, vous vous tournez vers une plante palliative, jamais vous n'agirez sur l'origine du problème.

« N'oublions pas que les petites émotions sont les grands capitaines de nos vies et qu'à celles-là nous obéissons sans le savoir. »

Vincent Van Gogh

Travailler son équilibre psycho-émotionnel

É-motion = Énergie + Motion, mouvement !

Nos émotions nous embarrassent lorsqu'elles stagnent, qu'elles ne circulent plus correctement.

C'est mon créneau ! Je me passionne pour la libération des émotions depuis quelques années. Une démarche personnelle qui a pris petit à petit de la place dans mon activité professionnelle. L'autonomie émotionnelle est un chemin passionnant qui rend plus fort au quotidien, plus authentique aussi ; il permet de devenir qui l'on est vraiment et de révéler des trésors cachés de sa personnalité.

En pleine crise de stress :

- Demandez-vous si les contraintes qui vous sont imposées correspondent à des besoins essentiels ;
- ralentissez vos activités et coupez toutes les sollicitations futiles qui vous épuisent.

Ensuite :

- Apprenez à goûter pleinement les instants de joie pour ne pas être dans l'attente perpétuelle d'un « meilleur moment ». Les bouddhistes enseignent comment aménager son « espace intérieur » grâce à la pleine conscience. De nombreuses études démontrent que cette technique permet de modifier la réactivité du cerveau face aux situations stressantes. Cela permet de trouver de meilleures solutions aux problèmes et de stresser moins longtemps les prochaines fois !
- Entraînez-vous à cultiver les émotions constructives et la pensée positive, pour envisager l'avenir plus sereinement. L'objectif étant de vous protéger du sentiment d'impuissance, particulièrement stressant.

Pour le naturopathe, psychosomatique et somato-psychique sont indissociables. L'esprit influence le corps autant que le corps influence l'esprit. Agir sur le corps n'est donc pas suffisant pour rester en bonne santé durablement. Nombreuses sont les études qui démontrent l'importance de l'équilibre mental et émotionnel sur la santé physique. Les stress prolongés, les chocs psychologiques, mais aussi les sentiments de colère, de peur ou d'impuissance sont autant de sources de dépression et de maladies physiques.

Ce qui ne s'exprime pas s'imprime sur le corps. L'inconscient possède son propre mode de fonctionnement et n'a aucune obligation envers le conscient. Il réagit de façon autonome et primitive, sans faire de tri, tandis que nos émotions nous fragilisent. S'il est possible de faire un travail sur soi seul, il faut une grande volonté d'introspection et l'utilisation régulière de techniques de gestion des émotions. Il est plus aisé de se faire accompagner de façon temporaire ou sur des périodes plus longues lorsque le besoin s'en fait sentir.

Quelques approches thérapeutiques :

- **La psychanalyse :** le patient est invité à dire tout ce qui lui passe par la tête, à faire des « associations libres ». Le psychanalyste intervient peu pour donner son avis, il écoute le patient dans le but de faciliter la prise de parole et l'accès à son inconscient. Il pose parfois des questions pour laisser émerger les informations. Le processus dure généralement plusieurs années.

- **Les thérapies comportementales et cognitives (TCC) :** l'objectif est de modifier les comportements qui posent problème en les remplaçant par de nouveaux modes de fonctionnement. Ce type de travail thérapeutique porte sur les croyances, les opinions, les pensées négatives du patient dans le but de les transformer progressivement de façon plus positive. L'échange est interactif, le processus peut durer plusieurs mois ou plusieurs années.

- **La Gestalt-thérapie :** c'est une thérapie de l'« ici et maintenant ». En plaçant le présent au cœur de la pratique, elle a pour but d'améliorer le contact avec soi-même, les autres et l'environnement.

- **Les thérapies familiales :** certains troubles psychologiques ont un effet sur l'entourage familial. Il est parfois nécessaire de prendre en charge le couple ou toute la famille pour dénouer des conflits et retrouver une certaine harmonie.

- **La sophrologie :** c'est une technique de relaxation s'apparentant à l'hypnose puisqu'elle amène le sujet dans un état de conscience qu'on pourrait qualifier de « désencombré ». Elle développe la conscience de façon à harmoniser le corps et l'esprit en chassant les peurs, le stress et les tensions.

- **La méditation de pleine conscience :** c'est une forme de méditation issue du bouddhisme. Elle consiste à focaliser pleinement son attention sur le moment présent et à analyser les sensations ressenties, en se servant notamment de l'observation de la respiration pour accéder à l'état de « pleine conscience ».

- **Les techniques de libération émotionnelles (EMDR, EFT) :** il s'agit d'approches brèves qui utilisent la stimulation sensorielle des deux côtés du corps, soit par le mouvement des yeux, soit par des stimuli auditifs ou cutanés, pour induire une reprogrammation et se libérer des événements du passé.

- **L'art-thérapie :** cette thérapie utilise pour médiateur un art, dessin, peinture, collage, grimage, maquillage, danse, sculpture...
La production d'une « œuvre » est spécifique de l'art-thérapie et les conseils techniques se limitent à faciliter la traduction de la pensée de la personne. L'objectif est de permettre l'expression du psychisme, de développer un langage symbolique pur et non verbal, qui autorise l'accès aux émotions, aux sentiments plus ou moins connus de la personne elle-même.

- **L'hypnose ericksonienne :** c'est un état de profonde relaxation pendant lequel le patient peut s'exprimer librement. Le thérapeute utilise un langage symbolique pour guider l'inconscient du sujet et l'amener à trouver lui-même les solutions à ses problèmes.

onseil

Il existe bien d'autres approches ! Les thérapies longues permettent d'apprendre à se connaître en profondeur et de « rencontrer » son histoire, tandis que les thérapies brèves visent davantage à acquérir des outils pour gérer les émotions au quotidien. Les deux sont complémentaires ; soyez curieux et cultivez la bienveillance à mesure que vous avancez sur votre chemin personnel !

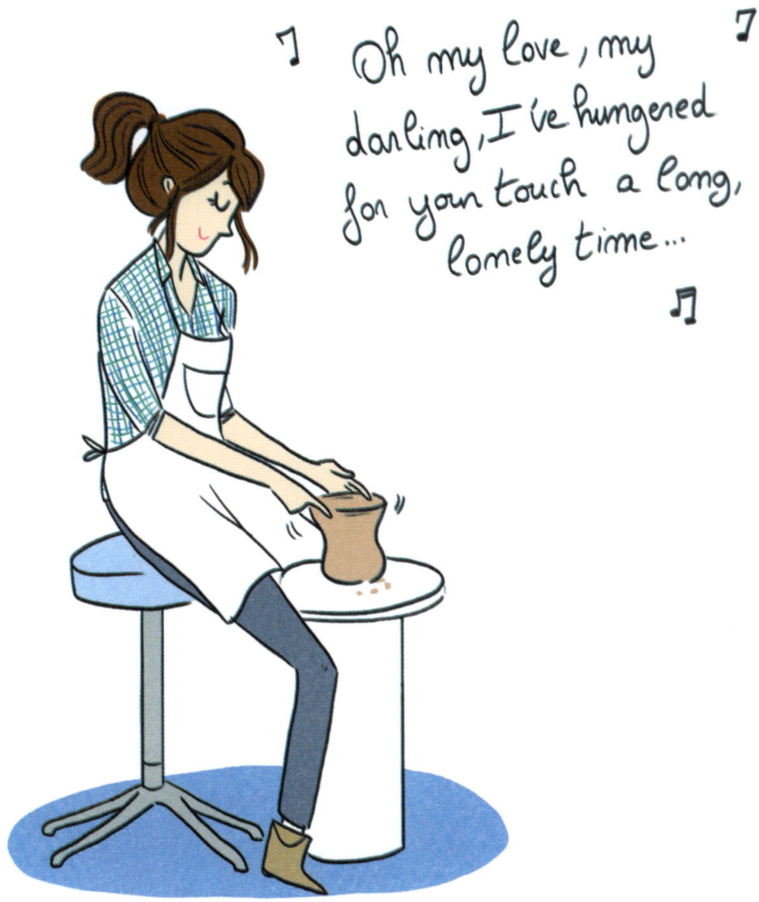
Oh my love, my darling, I've hungered for your touch a long, lonely time...

STOP !

Et si aujourd'hui je décidais
de ne plus remettre à demain ma guérison émotionnelle ?

Je décide aujourd'hui de :

prendre un rendez-vous
avec un thérapeute en .... ;

m'inscrire à un atelier ....
pour apprendre un nouvel outil ;

m'offrir un livre sur .... ;

me renseigner sur la pratique de ....

LES GRANDES LIGNES DE L'ALIMENTATION NATUROPATHIQUE

Dans ses grandes lignes, l'alimentation prônée par la naturopathie est facilement assimilable par notre métabolisme. À une époque où l'on entend tous les discours, les plus logiques comme les plus farfelus, on ne sait plus plus quoi mettre dans son assiette sans risque pour sa santé et tout en conservant les plaisirs de la table... La vérité, c'est que bien des théories alimentaires peuvent s'avérer dangereuses, tandis que l'obsession de la nourriture mène à une perte de repères. La naturopathie propose une alimentation de bon sens, adaptée aux besoins de l'organisme tout en respectant les besoins individuels et les capacités digestives de chacun. Au programme : de la frugalité, des aliments vivants et colorés et beaucoup d'investissement personnel pour découvrir ce qui vous convient... À VOUS !

onseil

Si nous sommes tous différents (nous n'avons ni les mêmes besoins ni les mêmes réactions face à l'alimentation), il existe cependant quelques règles de base à respecter et des maladresses à éviter. Pour améliorer ses habitudes alimentaires, mieux vaut corriger une mauvaise habitude – boire des sodas à chaque repas, par exemple – que d'essayer d'en adopter une nouvelle telle que manger 1 kilo de brocolis par semaine !

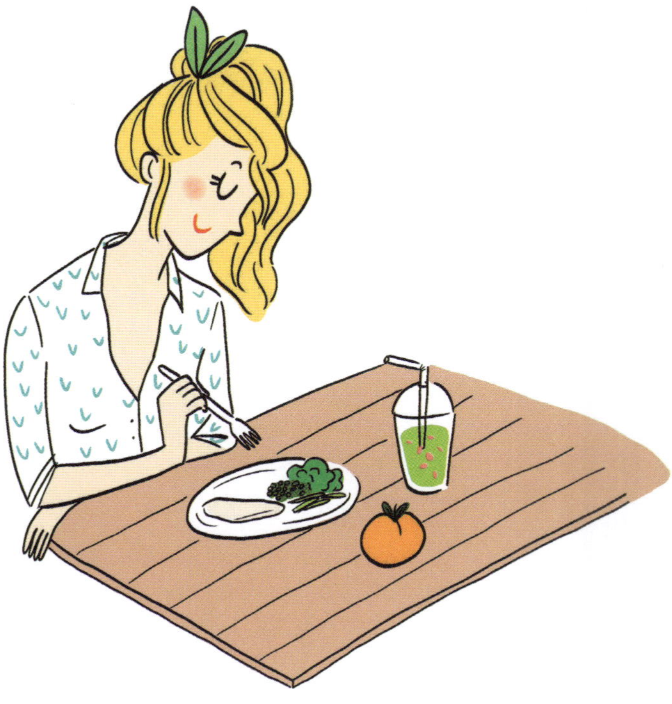

Les habitudes à privilégier

Conseil

Mangez lorsque vous avez faim ! Sachez vous (re)connecter à la sensation de faim, si précieuse. C'est seulement lorsque la faim physiologique est là que l'on peut bien vivre ses repas, car alors, on dispose de toutes les enzymes nécessaires à la digestion. Aujourd'hui, cette sensation est provoquée par à une excitation sensorielle – l'odeur ou la vue d'un plat, des bruits dans la cuisine... –, mais ne coïncide pas avec nos besoins nutritifs. Pour retrouver l'instinct de faim, faites l'effort, durant quelques jours, d'observer les réflexes conditionnés par vos habitudes. Oubliez ce que vous pensez savoir sur les repas : « on dit que » le petit-déjeuner est le plus important de la journée, qu'il faut faire trois repas par jour, manger léger le soir... Certains n'ont besoin que de deux repas par jour, alors que, pour d'autres, trois ou quatre repas, plus petits, seront préférables. Ceux qui mangent bien le soir, en quantité suffisante et acceptable pour leur organisme, n'auront pas forcément faim le matin... Ceux qui mangent peu le midi auront besoin d'un vrai dîner. Écoutez-vous !

Bien manger, c'est aussi apprendre à **ne pas se soumettre à ses pulsions alimentaires**. Manger trop, manger gras ou sucré, ne pas respecter les temps de digestion, tout ceci épuise les réserves d'énergie. Apprendre à se nourrir avec simplicité suppose de connaître ses capacités et de les respecter. Tout aliment est toxique au-delà d'une certaine quantité, car alors, il provoque une réaction inflammatoire.

Prenez le temps de mâcher suffisamment. En famille, accordez-vous un moment à table pour discuter et échanger. Seul, sachez déconnecter et véritablement profiter de votre repas, en étant tout à ce que vous faites.

Exercice

Choisissez un aliment (non transformé, de préférence) : un raisin, une amande, un petit fruit... Dégustez-le comme si vous le découvriez.

1. Placez-le sur la paume de votre main. Sentez son poids et sa structure, prenez conscience de sa température.

2. Regardez-le attentivement, comme si vous n'avez jamais rien vu de tel auparavant. Utilisez vos yeux pour en explorer chaque partie, sa forme et sa texture, ses creux et crêtes, ses couleurs et la façon dont la lumière le met en relief.

3. Touchez-le, découvrez sa texture avec vos doigts, peut-être les yeux fermés. Saisissez-le doucement avec l'autre main, afin de sentir sa forme, son poids.

4. Placez-le sous votre nez pour en humer l'arôme, en étant conscient de toutes les sensations qu'il pourrait produire dans votre bouche ou l'estomac.

5. Portez-le à votre bouche en remarquant les mouvements de votre main et de votre bras. Placez-le dans votre bouche et, sans mâcher, explorez la sensation de celui-ci dans la bouche et sur la langue.

6. Doucement, mordez dedans et commencez à mâcher lentement. Observez la texture de l'aliment et la façon dont sa saveur est libérée. Notez que les goûts changent avec chaque bouchée. Continuez lentement, jusqu'à ce qu'il n'y ait plus rien à mâcher !

Soyez attentif à vos sensations digestives et prenez note des aliments qui vous semblent plus simples à digérer et de ceux qui vous conviennent moins. Avez-vous des reflux gastriques après avoir mangé des poivrons ? Des difficultés à digérer tel fromage ?

Je digère moins bien :

Une bonne alimentation

Privilégiez une alimentation végétale, faite de fruits, de légumes, de céréales, de graines et de légumineuses (80 %), accompagnée de produits et sous-produits animaux (20 %) : œufs, laitages, viandes et poissons.

Le midi, mélangez 25 % de protéines et 75 % d'amidon avec des légumes (ou le contraire). Inversez le soir. Le mélange sera plus facile à assimiler qu'à 50-50 %.

Privilégiez la consommation d'huiles riches en acides gras mono- et polyinsaturés (oméga-3, 6 et 9). Vous les trouvez dans les huiles vierges, obtenues par première pression à froid. Favorisez l'huile d'olive (riche en oméga-9), les huiles de colza ou de noix (bon rapport oméga-6/9). Évitez au maximum les huiles de tournesol et de soja, les viandes grasses, difficiles à digérer, les laitages et les fromages d'origine industrielle qui favorisent le stockage des graisses et les margarines, riches en oméga-6 et en acides gras saturés et hydrogénés (acides gras trans).

Variez les sources de protéines :

- consommez chaque jour des protéines végétales, des œufs, des viandes blanches ou du poisson en quantité raisonnable et en restant vigilant sur la qualité des produits ;
- mangez de temps en temps des poissons gras : sardine, maquereau, rouget, saumon, thon. Attention cependant à leur provenance ! Privilégiez les petits poissons – souvent moins pollués – et provenant d'une filière sûre (biologique ou assimilée) ;
- associez les céréales et les légumineuses pour éviter les carences. En effet, pris seul, chaque groupe n'apporte pas tous les acides aminés essentiels : les céréales sont déficientes en lysine, les légumineuses en méthionine. Pour éviter les carences, combinez-les dans un même repas : riz + haricots rouges ou quinoa + pois chiches, par exemple ;
- consommez des oléagineux et des graines germées.

Consommez les fruits en dehors des repas ; dans le cas contraire, le sucre qu'ils contiennent risque de troubler la digestion du reste des aliments.

Évitez les desserts ; craquez plutôt pour une touche sucrée entre 16 et 18 h.

Choisissez des sucres et céréales non raffinés, que vous consommerez en petites quantités : sucre brun, sirop d'agave, miel, pains et céréales complets ou semi-complets.

Adoptez la bonne cuisson. Plus la température de cuisson des aliments est élevée, plus la destruction des nutriments est importante :

- à partir de 45 °C, les enzymes perdent leur efficacité ;
- à 60 °C, les vitamines sont impactées ;
- à 80 °C, les minéraux ont disparu ;
- au-delà de 100 °C, les aliments ont perdu leur vitalité.

Au contact de la chaleur, les protéines, les lipides et les glucides se transforment et adoptent des formes difficiles à gérer pour le corps.

Les bons gras aussi brûlent en cuisine ! L'huile d'olive de première pression à froid supporte les hautes températures (poêle et wok), mais pas les fritures, tandis que l'huile de coco tient bien les températures élevées et les fritures. Le beurre cru peut se faire fondre sur des légumes vapeur dans l'assiette, mais seul un beurre clarifié (ghee) peut supporter un point de cuisson élevé sans brûler.

Ajoutez des épices et des aromates à vos plats ! Manger sain, c'est aussi manger coloré, épicé et aromatisé. Pimentez vos plats et profitez de tous les avantages gourmands des herbes et épices.

- Le basilic : anti-inflammatoire, antioxydant, excellente source de vitamine K, de calcium, de magnésium, de vitamine C et de manganèse.
- La cannelle : antioxydante, aide à la stabilisation du taux de sucre, anti-inflammatoire, antibactérienne, antifongique.
- Le clou de girofle : antiseptique, germicide.
- Le cumin : antioxydant, particulièrement bon pour la digestion.
- Le romarin : anti-inflammatoire, améliore la concentration, décongestionne, renforce le système immunitaire.
- L'ail : antibactérien, antifongique, antiviral, anticholestérol, anticancer.
- Le curcuma : anti-inflammatoire puissant, antioxydant, anticancer.
- Le gingembre : antioxydant, efficace sur la nausée et les vomissements, antiviral et anti-inflammatoire, apaisant pour la gorge.
- L'origan : antibactérien, antifongique, antiviral, soulage l'inflammation, les allergies, les maux de tête et les douleurs.
- Le thym : anti-inflammatoire, décongestionnant, soulage les gastrites, les indigestions et les coliques.

Laissez-vous séduire par les super aliments, riches en nutriments et faciles à adopter au quotidien. Leur teneur en vitamines, protéines, antioxydants et autres principes actifs traditionnels est idéale pour combler les carences lorsqu'ils sont utilisés à bon escient.

- Les produits de la ruche :
  - le pollen frais : riche en protéines et en glucides, en vitamines A, B, C, D, E, oligoéléments et phytohormones, il a un effet sur la flore intestinale et le dynamisme (à éviter en cas de cancers hormono-dépendants) ;
  - la propolis : antibiotique naturel, antiseptique, cicatrisante, régénératrice, elle est utile en cas d'infections (troubles ORL, gastro-entérites...) ;

– la gelée royale : riche en vitamines A et B et en minéraux, ainsi qu'en enzymes, elle améliore la vitalité et l'état général ;

– les différents miels : d'agrume (sédatif), de lavande ou de thym (cicatrisants), de bruyère (anti-rhumatismal, diurétique), d'acacia (anti-inflammatoire).

- Les algues :

– la chlorelle : algue douce très riche en chlorophylle, détoxifiante et purifiante. Dans le cadre d'une détoxification, elle draine et désintoxique en éliminant par la voie rénale, l'exercice physique et la transpiration ;

– la spiruline : micro-algue extrêmement riche en chlorophylle et en nutriments (protéines, calcium, phosphore, potassium, caroténoïdes, vitamines E, B), elle est recommandée en cas de fatigue et de carences.

Attention

Restez à l'écoute des réactions de votre corps, car certains organismes rencontrent des troubles digestifs inconfortables au contact des algues. Que vous les ajoutiez sous forme de poudre dans un jus ou que vous privilégiez les compléments alimentaires, commencez par une petite dose que vous augmenterez progressivement.

- Les super fruits : baies de goji, açaï, mulberries, camu-camu, cranberries, argousier, aronia, acérola... les super fruits sont partout dans les magasins bio, en jus ou séchés dans les mélanges pour accompagner les fruits secs et les oléagineux. Baies riches en vitamine C et en antioxydants, elles regorgent de bienfaits qui permettent de combler certaines carences. Prenez l'habitude d'en ajouter à votre petit-déjeuner ou de les consommer en collation dans la matinée, elles sont d'excellents compléments nutritionnels à une alimentation composée de fruits et légumes « courants ».

- Les graines germées : riches en vitamines et en enzymes, ces graines de légumineuses, de céréales, de légumes ou d'oléagineux sont rendues plus digestes grâce au processus de germination. Pensez à les rincer avant toute utilisation. Si vous débutez, sachez que certaines sont plus douces que d'autres. Commencez par exemple par les graines d'alfalfa.

- Le jus d'herbe : réalisé à partir de jeunes pousses de blé ou d'orge, on le trouve déshydraté à diluer dans un verre d'eau, de préférence le matin. Grand purificateur grâce à sa concentration en chlorophylle, il alcalinise le terrain.

- Découvrez aussi les bienfaits du cacao cru, de la caroube, de la griffe du chat, du guarana, de la klamath, du nopal, de la maca, de l'urucum !

onseil

Si l'on veut faire de la « vraie » naturopathie, on corrigera d'abord l'hygiène de vie avant de dépenser la moitié de son salaire dans des super aliments qui viennent du bout du monde (merci l'empreinte carbone !). Par exemple, il vaut mieux se coucher 1 heure plus tôt au lieu de prendre des vitamines parce qu'on n'arrive pas à se lever le matin... Ce n'est qu'une question de bon sens !

Les habitudes à éviter

Les aliments pauvres en nutriments
Évitez les aliments qui n'apportent pas de valeur véritable nutritionnelle, ceux que vous ne consommez pas pour nourrir vos cellules. Ils vont favoriser les inflammations, acidifier l'organisme et augmenter le stockage des graisses !

Les mauvais sucres, le mauvais gras
Tous les sucres blancs, les farines blanches, les sodas et les produits industrialisés auxquels on a ajouté des ingrédients sucrés cachés.

Les mélanges compliqués
Un apéritif avec chips suivi d'une entrée, d'un plat un peu lourd, de fromage et d'un dessert sucré, c'est compliqué ! Retenez que le système digestif aime la simplicité.

Les aliments se battent dans le tube digestif. Aujourd'hui, on mélange les protéines et les amidons, puis on ajoute du gras et du sucré en fin de repas. On arrose le tout d'un peu d'alcool et d'un café. Une belle tambouille qui fabrique des fermentations et des lourdeurs. On passe alors des heures à digérer et si le corps n'y arrive pas, hop, il vidange tout et provoque une diarrhée. L'organisme s'épuise sans même que l'on s'en rende compte !

Focus

- **Les protéines** (viande, poisson, œufs, oléagineux...) se digèrent dans l'estomac dans un milieu acide.
- **Les glucides** (amidons : céréales, pain, pâtes, riz, pommes de terre, etc.) commencent à être digérés dans la bouche, d'où l'importance de bien mastiquer et de bien saliver. Le reste du travail se fait au début de l'intestin grêle, après le passage dans l'estomac.
- **Les graisses** sont aussi dégradées dans l'intestin.

Ces groupes d'aliments sont digérés en différents lieux et leur assimilation requiert plus ou moins de temps. Lorsqu'ils sont mélangés, le corps travaille à séparer les molécules avant de les digérer, ce qui occasionne ballonnements, lourdeurs, gaz et la formation d'irritations.

Les risques ? Une inflammation chronique et l'installation d'intolérances alimentaires.

Conseil

Afin de réduire les temps de digestion, il faut séparer au maximum, lors des repas, les protéines et les amidons. Voici un exemple : déjeuner de protéines (viande maigre, poissons, œufs, légumineuses...) avec des légumes, puis dîner d'amidons (pâtes, riz, pain...) avec des légumes. Si ce régime alimentaire n'est pas conseillé sur une longue période, car il peut entraîner des carences d'assimilation, il est intéressant de garder certaines composantes en tête lorsque l'on prépare ses repas pour faciliter sa digestion (80 % de protéines et 20 % d'amidons – ou le contraire – sera mieux que 50-50).

Le grignotage

Le non-stop alimentaire ne permet pas à l'estomac de se vider complètement. À long terme, les enzymes s'épuisent et le système digestif s'affaiblit ; on digère moins bien et l'on risque l'inflammation.

Les laitages

Les produits laitiers de vache sont à éviter voire, à proscrire si vous souffrez de pathologies inflammatoires. Pour plusieurs raisons, dont voici les principales :

- à des fins de conservation, le lait est homogénéisé, chauffé à haute température ou encore pasteurisé : il est rendu moins digeste et perd aussi ses bienfaits ;
- les bébés ont une enzyme, la lactase, leur permettant de digérer le lait ; or celle-ci décroît progressivement après l'âge de 2 ans... parce que nous n'en avons plus autant besoin ;
- les protéines du lait sont allergisantes ; si elles sont mal digérées, elles traversent la muqueuse intestinale et entraînent une réponse immunitaire ;
- les vaches, afin de fournir du lait toute l'année, sont soumises à des traitements hormonaux lourds. Elles donnent ensuite du lait riche en facteurs de croissance qui affectent nos propres systèmes glandulaire et hormonal. Elles sont également soumises à des traitements antibiotiques pour résister aux infections et continuer à produire toujours plus de lait, autant de molécules toxiques qui finissent dans les bouteilles de lait et les produits laitiers.

Attention

Leur consommation excessive, sous forme de lait, mais aussi de yaourts, de fromages, de beurre, est dangereuse. Les produits laitiers favorisent l'apparition d'affections cutanées, de mucosités, de réactions immunitaires, d'obésité, de diabète, de pathologies rhumatismales, de pathologies infectieuses chroniques...

Où trouver du calcium biodisponible pour le corps ?

- Dans les légumes (choux, persil, brocoli, haricots...) ;
- dans les algues ;
- dans les oléagineux, particulièrement le sésame ;
- dans les fruits séchés ;
- dans les légumineuses ;
- dans les céréales (teneur démultipliée si elles sont germées) ;
- dans les crustacés et les mollusques.

Quelques facteurs favorisent l'assimilation du calcium : l'acidité intestinale, la consommation de protéines, la présence en quantité suffisante de vitamine D, de vitamine C et de phosphore.

Si vous êtes adepte du lait, mais que vous souffrez de problèmes de santé, arrêtez quelques semaines et voyez comment vous vous sentez ! Si vous souhaitez en reprendre ensuite de temps en temps, choisissez impérativement des produits laitiers biologiques, crus de préférence, et consommez-en une petite quantité.

Les différents laits animaux ne présentent pas tous la même digestibilité pour l'être humain. Le lait de chèvre est le plus digeste ; vient ensuite le lait de brebis et, enfin, le lait de vache. Quant au lait de jument, c'est celui qui offre la composition la plus proche de celle du lait maternel, ce qui en fait un lait hautement assimilable par l'être humain. Sa production reste assez confidentielle (et chère), il est disponible sous forme de lait frais, mais rarement sous forme de fromage.

Le sel

La consommation excessive de sel est une mauvaise habitude, responsable chaque année de plusieurs dizaines de milliers d'accidents cardio-vasculaires. Il s'attaque aux tissus internes et leur fait perdre leur élasticité naturelle. Il provoque également de la rétention d'eau et un dessèchement des tissus qui peut accélérer le vieillissement de la peau, au même titre que le soleil ou la cigarette. Évitez les plats préparés qui en sont saturés, salez moins et adoptez plutôt les algues en paillettes, le tamari, le sel aux légumes, et le gomasio, un délicieux sel au sésame !

Le soja

De nombreuses études dénoncent depuis quelques années l'implication du soja dans certaines maladies auto-immunes et inflammatoires. En outre, son action œstrogénique se substituant peut-être aux hormones naturelles, il n'est pas recommandé d'en consommer souvent.

Les additifs alimentaires

Dans une journée normale comprenant un petit-déjeuner, un déjeuner, un goûter et un dîner, on peut facilement retrouver plus de 100 additifs alimentaires dans l'assiette ! Et, à moins de bien s'y connaître, il est difficile de connaître toutes les lettres et les mots en petits caractères qui composent les listes d'ingrédients. Arômes, exhausteurs de goût, conservateurs, gélifiants, épaississants, émulsifiants... les additifs sont partout dans les produits préparés pour les rendre plus attirants, plus savoureux, mais aussi plus addictifs.

Focus

Il en existe plus de 30 répertoriés par l'Union européenne ; on les reconnaît sur les étiquettes par leur nom ou leur code « E » suivi de chiffres qui diffèrent selon leurs rôles. Certains additifs apportent des bénéfices, comme celui de la conservation ou de la protection des aliments face aux bactéries pathogènes responsables des infections alimentaires, tandis que d'autres n'apportent des modifications que purement esthétiques, comme les colorants. La majorité des additifs alimentaires se révèlent inoffensifs lors de leurs évaluations toxicologiques, études après lesquelles chacun se voit attribuer une dose journalière admissible en milligrammes par kilo de poids corporel et par jour, (DJA en mg/kg/jour). L'inquiétude concerne les interactions entre les produits chimiques consommés dans une même journée et le réalisme de la dose maximale, qui ne tient pas compte de la capacité de chacun à un niveau strictement personnel. L'utilisation de ces produits de synthèse est relativement récente et leurs risques sont probablement loin d'avoir été tous révélés. Dans le doute, la meilleure méthode est encore de manger des aliments frais et bruts !

Le mauvais gluten

La consommation de gluten augmente la perméabilité intestinale chez tout le monde, pas seulement chez les patients atteints d'une affection particulière ! Son allergie est rare, mais son intolérance est de plus en plus répandue. Le gluten est un groupe de protéines qui donnent de l'élasticité aux pains et aux pâtes, ce qui leur confère cette texture si agréable. Ces protéines sont les plus répandues dans le blé, mais on les retrouve dans plusieurs céréales. Il y a du gluten dans le blé, le seigle, l'orge, le triticale (hybride du seigle et du blé) et l'avoine (pour ce dernier, sauf s'il est certifié sans gluten). Évitez aussi tout ingrédient qui contient le mot « blé » : protéines de blé, amidons de blé, germe de blé, etc. L'herbe de blé, quant à elle, est bien sans gluten.

Il n'y a pas de gluten dans le riz, le maïs, les pommes de terre, le tapioca, l'arrow-root, les pois chiches, le sarrasin, le quinoa, l'amarante, le millet, le sorgho, le teff et l'avoine – quand il porte la mention « garanti sans gluten », donc.

Le gluten, c'était mieux avant ? La main de l'homme est intervenue pour croiser les espèces, notamment de blé. Nos céréales ont connu des modifications très importantes au cours des dernières décennies et notre corps ne les digère plus aussi simplement. Autrefois, on consommait davantage de légumes et fruits frais, de viandes maigres, de fruits de mer et moins de céréales. Un équilibre qui convenait bien mieux au corps humain, qui n'est pas fait pour digérer le blé comme celui des vaches (qui elles, ont plusieurs estomacs). Les produits étaient moins transformés, aujourd'hui les produits industriels sont « améliorés » en laboratoire. On est ainsi capable de fabriquer du gluten pour l'ajouter dans des plats préparés et leur donner une texture agréable.

Même si l'on ne souffre pas d'une allergie particulière, il convient de consommer le pain, les pâtes, les semoules, le boulgour et toutes les préparations à base de blé avec modération, en privilégiant les produits artisanaux travaillés avec des farines de blés anciens et contenant du levain pour le pain, car il regorge de bactéries lactiques qui favorisent la digestion.

Et évitez les produits industriels sans gluten ! À la place de la farine de blé, les fabricants emploient le plus souvent de la farine de riz, associée à de la fécule et des amidons. À ce mélange manquant d'élasticité, ils incorporent des additifs de type épaississants et émulsifiants. Le résultat donne un produit sans valeur nutritionnelle intéressante, qui risque de contenir trop de produits toxiques, de sucres et de graisses. Surveillez les étiquettes et préférez cuisiner pour vivre vos expériences sans gluten !

Doit-on condamner sans appel tous les petits plaisirs ?

Café, thé, maté, alcools, cacao... autant de stimulants qui, lorsqu'ils sont pris en excès, favorisent les perturbations dans le corps. Toutefois, celui-ci possède des facultés d'adaptation exceptionnelles face à ces petites habitudes acquises et certains organismes peuvent vivre avec très longtemps sans pour autant être fragilisés.

Vous ne souffrez d'aucune affection particulière

Si le stimulant est utilisé depuis peu de temps, essayez de ne pas en faire une habitude. Si vous y êtes attaché, choisissez toujours des produits de bonne qualité à consommer en petite quantité : un très bon breuvage par jour réalisé dans les règles de l'art, plutôt que cinq cafés dans la journée saturés de produits toxiques et conditionnés dans des capsules en plastique.

Vous avez un problème de santé, chronique ou dégénératif

Il faut comprendre qu'un produit stimulant est forcément toxique pour l'organisme. Si ce n'était pas le cas, il ne déclencherait pas de processus de défense, comme l'accélération de la circulation et la surexcitation nerveuse, permettant d'accéder à la légère euphorie recherchée.

En cas de prise occasionnelle, essayez de le supprimer totalement pour ne pas stresser votre corps déjà en situation d'affaiblissement. En revanche, si vous y êtes déjà attaché, vous risquez de rencontrer des difficultés à changer votre métabolisme marqué par des années de consommation. Faites-vous accompagner, ne supprimez pas drastiquement tous les stimulants sans les remplacer par des éléments qui vous font autant plaisir ! L'objectif n'est pas de déprimer votre organisme à cause du manque, mais de supprimer les blocages qui l'empêchent d'aller mieux.

Je suis malade, dois-je manger ?

Si vous souffrez d'une maladie aiguë (grippe, rhume, angine...) et que vous n'avez pas faim, c'est naturel ! Votre corps utilise toute son énergie en vue de son autoguérison. Si vous mangez, il devra diviser son énergie entre la digestion (prioritaire) et la guérison, qui se trouvera alors repoussée. Si vous avez faim, privilégiez les fruits et les légumes, faciles à digérer.

Le choix d'une alimentation biologique

Privilégiez les produits issus de la culture biologique, plutôt locaux et de saison. L'offre est de plus en plus disponible, et pour cause, la demande pour les produits plus naturels est de plus en plus forte ! Près de 9 Français sur 10 (89 %) ont consommé bio en 2016 et près de 7 sur 10 (69 %) consomment même des produits bio au moins une fois par mois. En 2015, on était juste en dessous de la barre des 50 % de consommateurs réguliers – c'est-à-dire une fois par mois !

Focus

Le label AB (agriculture biologique) inclut les produits d'agriculture et d'élevage. Des cahiers des charges très précis doivent être respectés, la mention n'est accordée qu'après des contrôles très stricts effectués régulièrement par un organisme agréé. Les principales exigences sont l'interdiction des désherbants, pesticides et insecticides – remplacés par des moyens naturels comme les insectes prédateurs –, l'interdiction des produits chimiques de synthèse, remplacés par des engrais verts ou du fumier de ferme, la rotation des cultures avec changement de la plante cultivée tous les 2 ans. Pour l'élevage, on trouve aussi l'interdiction de la claustration des animaux, une nourriture majoritairement biologique et une limitation stricte des antibiotiques.

Les aliments biologiques ne sont pas parfaits et la pollution ne s'arrête pas à la clôture du champ voisin... les polluants et les pesticides, volatiles, sont emportés par les vents. Cependant, la production biologique permet de fournir des aliments corrects pour la santé, car plus riches en vitamines et en minéraux, souvent savoureux et dépourvus d'OGM et de respecter l'environnement, seule façon de préserver les sols pour les futures générations !

Ce que je retiens sur l'alimentation, mes premières priorités :

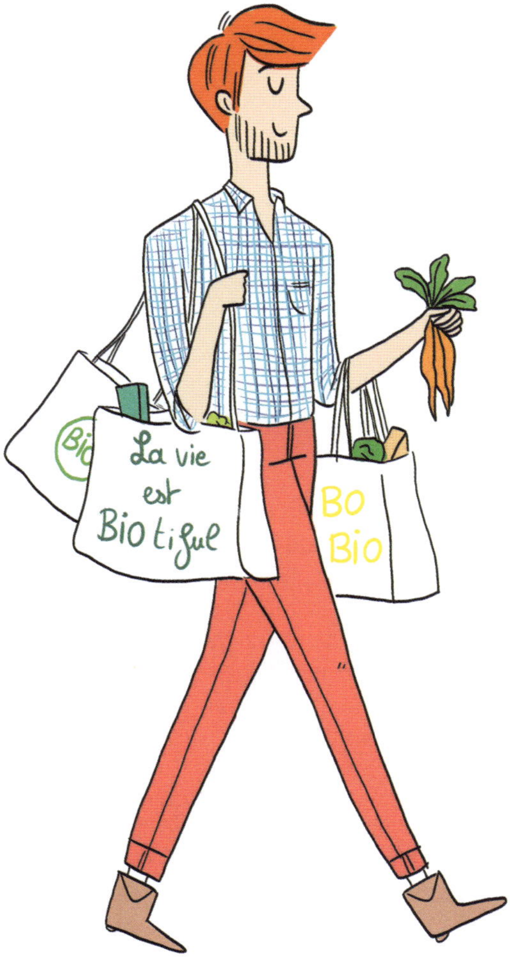

ON SE BOUGE ! L'IMPORTANCE DE L'EXERCICE PHYSIQUE

Aujourd'hui, et particulièrement en milieu urbain, la sédentarité est un souci courant qui provoque la rétractation des organes et une cogitation cérébrale accrue. Les liquides de l'organisme stagnent et toute l'élimination est ralentie ! Les gens ne transpirent plus, souffrent souvent de constipation, les émonctoires ne sont pas suffisamment sollicités... Contre ces effets délétères, une seule solution : l'exercice physique, recommandé dans quasiment toutes les cures naturopathiques ! L'activité permet d'abord de développer la volonté et de s'engager vers un mieux-être, une première étape nécessaire. Les résultats sont rapides et il n'y a pas d'âge pour s'y mettre !

Focus

Pourquoi s'y (re)mettre : les bienfaits de l'exercice physique

- Amélioration du transport des liquides et des gaz ; le sang circule plus vite, apportant plus d'oxygènes aux cellules ;
- amélioration de la vascularisation des tissus ;
- amélioration de la thermorégulation (augmentation de la chaleur dans les parties actives, décongestionnement des zones de surchauffe interne, harmonisation de la température du corps) ;
- amélioration de l'équilibre acido-basique, régulation du pH du corps ;
- remontée de l'acidité des tissus dans le sang, permettant une meilleure évacuation par les émonctoires.

Ses effets sur le diaphragme :

- action mécanique sur les viscères lorsqu'il descend à l'inspiration et qu'il se contracte, puis qu'il remonte et se relâche à l'expiration ; il s'opère alors un véritable massage viscéral ;
- équilibrage du système nerveux, car une bonne respiration diaphragmatique est l'une des bases du système parasympathique.

Ses effets sur les tissus et les organes :

- sur le système cardio-vasculaire : le cœur augmente son travail de contraction et son débit en battant plus fort lors de l'exercice physique. Ainsi, sur un corps bien entraîné, la fréquence cardiaque au repos baisse, gage de vie plus longue ! La circulation veineuse est améliorée et toutes les cellules du corps sont mieux nourries ;

- sur les tissus conjonctifs et la peau : les exercices physiques les stimulent beaucoup, grâce à la transpiration qui permet aux toxines de s'écouler. La peau est plus tolérante et favorise l'élimination ;
- sur le système hormonal : le stress crée des déchets que le sport permet de brûler tout en libérant des endorphines, les hormones du bien-être. Ces dernières atténuent la douleur et favorisent l'optimisme (comptez 15 à 30 minutes de sport minimum pour en ressentir les effets) ;
- sur le système lymphatique : la contraction musculaire permet une meilleure circulation de la lymphe ;
- sur la charpente ostéo-musculaire : la masse et la qualité des muscles peuvent se développer, ils deviennent plus toniques et moins fatigables. Les os reçoivent plus de nutriments et sont stimulés, ils se densifient. Les articulations, si elles sont bien sollicitées, se renforcent et les tendons gagnent en souplesse. La coordination motrice est améliorée, l'équilibre entre le cerveau droit et le cerveau gauche se développe, ainsi que l'adresse, la vigilance et la rapidité des réflexes ;
- sur le système nerveux : l'équilibre entre les systèmes nerveux parasympathique et orthosympathique est harmonisé. La concentration est favorisée, le mental s'apaise ;
- sur l'immunité : le nombre de cellules immunitaires augmente et la communication entre les globules blancs est facilitée.

Celui qui pratique un exercice physique régulier met toutes les chances de son côté pour rester durablement en bonne santé ! Le sport est la pratique la plus complète pour agir sur tous les organes du corps et maintenir un équilibre essentiel.

Lesquels pratiquer ? À quelle fréquence ?

La fonction crée l'organe : plus on sollicite certains tissus, plus on les dynamise et les muscles retrouvent petit à petit leurs pleines fonctions et se développent. Or, plus on a de muscles, plus on a de capacité vitale. Les mouvements sont à adapter en fonction des tempéraments, des structures ostéo-musculaires et des éventuels troubles que l'on peut rencontrer.

À chacun ses exercices

Respectez une progression dans votre pratique et prenez garde à ne pas dépasser vos limites... fiez-vous à vos sensations !

Marche, vélo, gymnastique, yoga, Pilates, natation, danse ou encore escalade, c'est vous qui voyez ! Choisissez un ou plusieurs sports que vous pourrez pratiquer régulièrement (au moins deux fois par semaine) pendant au moins 45 minutes.

Si vous ne transpirez pas suffisamment, essayez les techniques d'hydrothérapie, particulièrement les bains chauds, le sauna et les enveloppements pour stimuler vos glandes sudoripares.

En dehors de ces séances de sport, veillez à avoir une activité physique chaque jour, en marchant au moins 15 à 30 minutes.

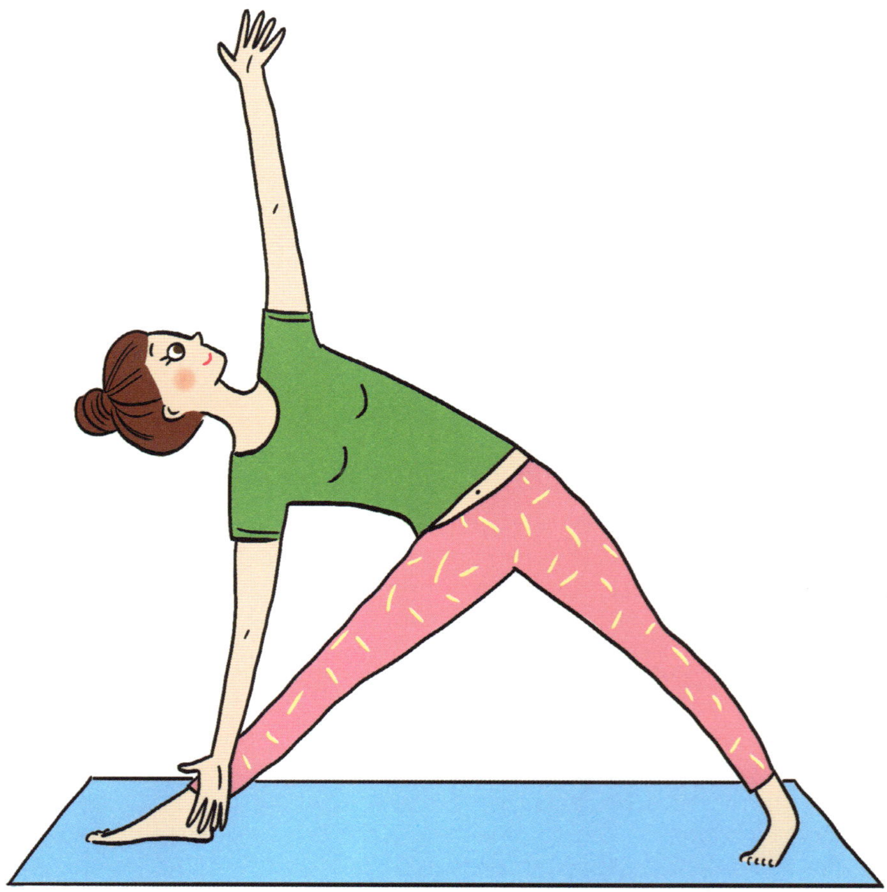

En bref, mémo naturo

- Dormez suffisamment pour recharger vos batteries !
- Apprenez à gérer votre stress : votre équilibre nerveux aidera vos fonctions vitales à fonctionner correctement et vous aurez moins besoin de compenser.
- Drainez votre corps, évitez de le surcharger en déchets !
- Faites du sport pour améliorer la circulation et l'élimination des déchets du corps, tout en raffermissant les tissus.
- Soignez votre peau : utilisez les techniques vues précédemment, sauna, drainages, utilisation de plantes dépuratives et purifiantes.
- Nourrissez-vous des bons nutriments, en adoptant une alimentation saine, d'origine biologique, en accord avec vos capacités à les digérer.
- Avant de prendre des remèdes pour soulager vos symptômes, essayez d'éliminer une habitude nocive : tabac, alcool, sodas, se coucher trop tard, manque de sport...
- Soyez en paix avec vos écarts dans votre programme d'hygiène de vie. Ils font partie de l'humanité et souvent, de la vie sociale, tellement essentielle à l'équilibre. De temps en temps – on y reviendra –, mieux vaut une soirée festive avec quelques excès vécus dans la joie qu'une frustration pour la semaine !
- Ayez confiance en votre corps et ses capacités d'autoguérison.
- Et enfin, faites de votre mieux !

QUELQUES REMÈDES NATURELS

Parlons tout d'abord des plantes. Il faut comprendre que, même sous leur forme idéale, elles ne soignent pas tout et ne guérissent rien ! Elles sont simplement en mesure d'accompagner la force vitale du corps pour lever les blocages empêchant la guérison… Et c'est déjà beaucoup ! Elles sont particulièrement intéressantes pour drainer le corps, apaiser le système nerveux, faciliter la digestion…, mais ne doivent jamais être prises à la légère.

Dans une optique naturopathique, posez-vous toujours la question suivante : d'où vient ce symptôme que je cherche à calmer avec telle ou telle plante ? Comment puis-je régler le problème durablement en soignant la cause ? En ne cherchant pas seulement à apaiser une crise, mais en accompagnant le processus de guérison, vous adopterez les bons réflexes.

Il existe différentes formes dites galéniques (médicamenteuses), qui se différencient par leur concentration en principes actifs. Pour une meilleure efficacité, il est possible de créer des synergies puissantes en prenant plusieurs plantes en même temps, soit sous la même forme (tisane de plusieurs plantes médicinales), soit sous des formes différentes (une huile essentielle associée à une teinture mère).

Conseil

Avant toute prise d'une nouvelle plante, prenez conseil auprès d'un professionnel afin de vous assurer qu'elle vous convient et qu'elle n'interagit pas avec des traitements en cours. Achetez-les de préférence en sachets, dans les magasins biologiques ou dans les herboristeries. Vous pouvez également en trouver dans les magasins de produits naturels, dans certaines parapharmacies ou encore, sur Internet. Veillez toujours à la qualité des produits choisis et profitez-en pour poser des questions et trouver de nouvelles idées.

Conservez-les à l'abri de la lumière, de la chaleur et de l'humidité, conditions nécessaires pour éviter qu'elles s'oxydent. Et respectez les dates de péremption !

18 plantes à connaître

En usage externe ou interne, les plantes offrent de nombreuses possibilités. Si l'univers des plantes vous intéresse, renseignez-vous sur leurs utilisations. Commencez par découvrir les plus courantes et essayez-en de nouvelles, demandez l'avis de professionnels avertis et soyez curieux !

Plantes	Principales indications
Angélique *(Angelica archangelica)*	Spasmes au niveau de l'estomac, colites, stress, fatigue, ballonnements… Elle aide le processus digestif en agissant comme un anti-spasmodique sur les parois de l'intestin et de l'estomac et en rééquilibrant le système nerveux. Tonique général, elle est stimulante, dépurative et sudorifique.
Arnica *(Arnica montana)*	Blessures, traumatismes et cicatrisation. En application externe, on l'utilise sous forme de pommade et en application interne, on privilégie les granules homéopathiques.
Basilic *(Ocimum basilicum)*	Ballonnements, difficultés digestives, gastrites, colites, nervosité, migraines d'origine nerveuse, mal des transports, fortifiant en cas de fatigue physique et mentale, éloigne les moustiques…
Camomille romaine *(Anthemis nobilis)*	Calmante, favorise le sommeil, spasmes digestifs, névralgies, poussées de dents douloureuses chez l'enfant, irritation de la peau et inflammation des paupières…
Chardon-Marie *(Silybum marianum)*	Favorise le travail du foie tout en le protégeant et en le décongestionnant… Le chardon-Marie est idéal pour une cure de désintoxication ; il soutient le foie et accompagne le processus d'élimination des toxines en douceur.
Échinacée *(Echinacea purpurea)*	Prévention des infections, des maladies de refroidissement et des maladies virales… Idéale sous forme de cure pendant un mois, juste avant les premiers froids.
Eucalyptus *(Eucalyptus globulus)*	Antiseptique, tonique, rhume, bronchite, sinusite, fièvre, grippe, fatigue… Il est idéal pour assainir la maison en diffusion d'huile essentielle. Attention : l'eucalyptus peut être toxique s'il est utilisé à hautes doses. Écoutez votre sensibilité et commencez par l'utiliser en petite quantité.
Fenouil *(Foeniculum vulgare)*	Ballonnements, aérophagie, fermentations intestinales, augmentation de la lactation… Ses feuilles sont utilisées pour leurs vertus sur les menstruations féminines, ses racines sont diurétiques, tandis que ses graines calment la toux, dynamisent et facilitent la digestion.

Plantes	Principales indications
Ginkgo *(Ginkgo Biloba)*	Pertes de mémoire, manque de concentration, antioxydant, problèmes vasculaires, amélioration de la circulation cérébrale, soutien aux agressions extérieures.
Harpagophytum *(Harpagophytum procumbens)*	Inflammations, douleurs articulaires, rhumatismes, arthrites, maux de dos, tendinites, spasmes… On utilise surtout ses racines, qui sont connues pour leurs vertus particulièrement anti-inflammatoires.
Lavande *(Lavandula angustifolia)*	Anxiété, angoisse, troubles du sommeil, fièvre, douleurs, infections, cicatrisation, acné… La lavande est une invitation au voyage provençal ! Il en existe plusieurs espèces, désormais largement cultivées dans le monde entier. Ses exceptionnelles vertus sur la peau font qu'on la retrouve souvent dans les soins de beauté.
Menthe poivrée *(Mentha piperita)*	Digestion, ballonnements, spasmes, infections, maux de tête, inflammations, fatigue… C'est la plante à garder à portée de main en voyage (en huile essentielle, par exemple). Elle fait des merveilles sur les nausées, favorise le processus digestif, tout en étant anti-infectieuse et stimulante.
Ortie *(Urtica dioica)*	Minéralisation, hypertrophie bénigne de la prostate (racines), fatigue, manque de tonus, rhumatismes, dépuration, manque de fer, fortification des cheveux… Ses feuilles piquent ! C'est une plante protectrice, qui s'utilise traditionnellement au printemps pour nettoyer l'organisme sous forme de cure. Attention : il existe plusieurs types d'orties ; choisissez celles de la famille des Urticacées et non celles de la famille des Labiées, qui leur ressemblent beaucoup.
Pissenlit *(Taraxacum dens leonis)*	Élimination, drainage, dépuration, œdèmes, rétention d'urine, rétention d'eau, maladies de peau, fatigue… Très facile à trouver, on utilise ses feuilles au printemps en salade pour nettoyer l'organisme, et ses racines pour stimuler l'élimination de la bile.

Plantes	Principales indications
Prêle des champs *(Equisetum arvense)*	Décalcification, reminéralisation, tendinites, consolidation des fractures, arthrose, renforcement des tissus conjonctifs, fragilité des ongles, rhumatismes, élimination d'eau, goutte… Riche en silice, c'est la plante de la reminéralisation par excellence !
Romarin *(Rosmarinus officinalis)*	Problèmes de foie, fatigue physique et intellectuelle, bactéries, difficultés digestives, infections ORL… Particulièrement utilisé dans le sud de la France, le romarin parfume avec bonheur toute la cuisine méditerranéenne. Il facilite la digestion en favorisant la production et l'évacuation de la bile. Attention : les personnes épileptiques doivent éviter de consommer régulièrement du romarin.
Thym *(Thymus vulgaris)*	Ballonnements, gaz, diarrhée, rhume, toux, laryngite, grippe, bronchite, infections urinaires, inflammation de la gorge, fatigue physique et psychique, infection intestinale… Dans l'Antiquité, les vertus bactéricides et antiseptiques du thym étaient déjà largement connues, on l'utilisait pour conserver les aliments ! Attention : par mesure de précaution, on l'utilise à petites doses chez les enfants et les femmes enceintes.
Vigne rouge *(Vitis vinifera)*	Jambes lourdes, problèmes circulatoires, varices, couperose, troubles veineux, fragilité des petits vaisseaux… La vigne rouge est une variété particulière dont le feuillage se teinte de rouge à l'automne – la plante est alors très riche en tanins. Ses feuilles ont des effets bénéfiques sur la fragilité des petits vaisseaux en favorisant la résistance des capillaires et la circulation sanguine.

Conseil

La nature a mis à notre disposition d'autres remèdes naturels exceptionnels. Parmi eux, le charbon végétal activé, l'argile, le chlorure de magnésium et les cataplasmes utilisés depuis des millénaires ! Des solutions bon marché à prendre en cure ou à garder dans la pharmacie en cas d'urgence.

Le charbon végétal activé

Utilisé depuis la haute Antiquité par les Égyptiens, mais aussi par Hippocrate comme agent anti-infectieux et au cours des siècles suivants, le charbon activé offre de nombreux bienfaits : purification, traitement de la fièvre, absorption des gaz, décontamination, apaisement des troubles intestinaux...

Le charbon végétal est obtenu à partir de bois de bouleau. Quand il est « activé », cela signifie qu'il a été calciné deux fois de manière à développer un réseau de micropores, véritables pièges à molécules indésirables. Sa surface de contact est décuplée, augmentant d'autant sa capacité d'absorption.

Le charbon absorbe toutes les molécules toxiques – virus, bactéries pathogènes, résidus de médicaments, métaux lourds, toxines bactériennes des intestins... – et les évacue vers l'extérieur, ses capacités d'épuration et de détoxication étant très efficaces.

Même avec une alimentation saine, le gros intestin laisse passer dans le sang des toxines qui peuvent s'accumuler : résidus de produits chimiques, plomb, aluminium, sel ou autres matières en putréfaction... Le charbon permet le nettoyage de cet organe mal choyé et vous serez surpris par l'amélioration déclenchée !

Comment le prendre ?

- En cas de besoin, pour les troubles intestinaux (diarrhées, gastro-entérites, ballonnements...), ingérez 1 à 3 cuillerées à café de poudre mélangées le mieux possible dans un verre d'eau. Pour éviter de se noircir les dents, utilisez une paille ou choisissez les gélules. Son action est immédiate.
- On peut aussi en faire une cure pour un nettoyage en profondeur, particulièrement pendant les changements de saison. Il est recommandé en cas d'excès pour désintoxiquer l'organisme.
- Prenez-le à distance de la pilule ou de médicaments, car il nettoie tout et absorbe toute trace de molécule toxique ! Évitez également de faire des cures trop longues, car il peut avoir un effet constipant sur certaines personnes.

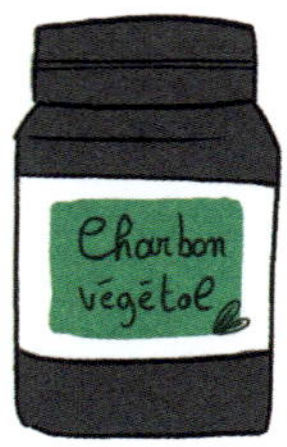

L'argile par voie orale

L'argile est une terre remarquablement riche en minéraux et oligoéléments (calcium, magnésium, silicium, cuivre, sélénium, cobalt, molybdène...). Elle agit par échange ionique. Préférez l'argile verte illite, la plus active et la plus polyvalente par voie orale.

Elle nettoie très efficacement l'organisme. Grâce à son pouvoir absorbant, elle va chercher les toxines logées dans le corps. C'est une poudre intelligente qui agit là où le corps en a besoin, en drainant et en purifiant les organes, tout effectuant une reminéralisation profonde. Elle convient aussi bien aux adultes qu'aux enfants !

ttention

L'argile est déconseillée si vous souffrez de constipation, de gastrites et d'hypertension ou encore, si vous avez eu des occlusions intestinales.

Comment la prendre ?

Sous forme de cure, plutôt à l'automne et au printemps :

- versez l'équivalent d'1 cuillerée à café d'argile en pluie fine à la surface d'un verre d'eau (évitez les instruments en métal). Ne mélangez pas ;
- laissez reposer 5 minutes au minimum, une journée au maximum. Vous pouvez préparer le mélange le soir et le boire le matin ;
- pendant les 4 premiers jours, ne buvez que l'eau après décantation, pas le fond du verre, afin d'habituer votre organisme à l'argile ;
- les jours suivants, vous pouvez mélanger l'eau et l'argile et boire l'ensemble de la solution.

Attention

Comme pour le charbon activé, il ne faut pas la boire à proximité d'une prise de médicament, mais le plus loin possible de celle-ci – comptez au moins 2 heures –, même s'il ne s'agit que de granules homéopathiques ou de plantes médicinales.

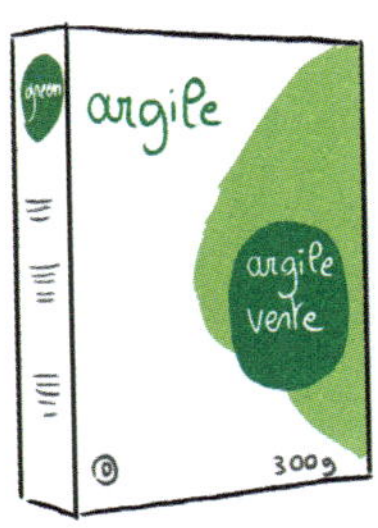

Le chlorure de magnésium

Le chlorure de magnésium est une poudre naturelle riche en magnésium, dont l'organisme humain a le plus besoin. Grâce à sa polyvalence, il est utile dans un très grand nombre d'affections. On l'utilise en curatif aussi bien qu'en préventif pour stimuler le système immunitaire, faciliter le transit intestinal, en cas de stress, d'infection, de grippe, de fatigue, de nervosité, de crampes, de spasmes, d'arthrite...

Attention

En trop grande quantité, le chlorure de magnésium peut engendrer des diarrhées. Il est également déconseillé en cas d'insuffisance rénale.

Comment le prendre ?

On l'achète en sachet de 20 grammes à diluer dans 1 litre d'eau. Une fois la solution préparée, il faut la conserver au réfrigérateur. Elle convient pour les adultes et les enfants de plus de 5 ans.

- En curatif : boire un petit verre de la préparation toutes les 6 heures pendant 2 jours, puis continuer toutes les 12 heures pendant quelques jours.
- En préventif : un petit verre du mélange tous les jours.

Le goût du chlorure de magnésium est amer et salé, difficile à boire pour beaucoup de personnes. Mieux vaut l'avaler d'un coup ou bien le mélanger à du jus de citron pour en atténuer le goût.

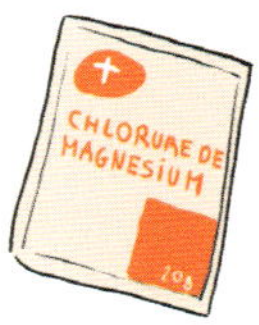

Les cataplasmes

Un cataplasme est une préparation pâteuse à base de plantes à appliquer sur la peau. La plante doit être broyée et peut être mélangée à d'autres végétaux ou substances.

On recourt aux cataplasmes pour tout ce qui est enflammé, infecté, congestionné, brûlé, contusionné. Ils sont utilisés chauds ou froids, on les enveloppe généralement d'un linge pour les protéger et les garder longtemps sur la peau.

Exemple : le cataplasme d'argile

Avec toute sa palette de couleurs – verte, blanche, grise, jaune ou encore rouge –, l'argile appliquée sous forme de cataplasme est d'une richesse incroyable. Elle absorbe notamment les toxines et l'inflammation. En cas de tendinite, par exemple, il est possible de la mélanger à de la prêle (reminéralisante) : formez une pâte avec de l'argile en poudre, appliquez-la sur la zone à soigner et recouvrez-la d'une gaze pour la maintenir jusqu'à ce qu'elle sèche. Recommencez régulièrement l'opération.

Attention

Ne réutilisez pas l'argile qui a servi pour un cataplasme, jetez-la car elle est chargée de toxines.

Quelques idées de cataplasmes :

- chou contre la bronchite ;
- oignon contre le mal de gorge ;
- moutarde contre les bronchites ;
- argile + miel + cire d'abeille pour les ulcères variqueux ;
- argile + lavande + miel sur les plaies et les brûlures (cataplasme froid).

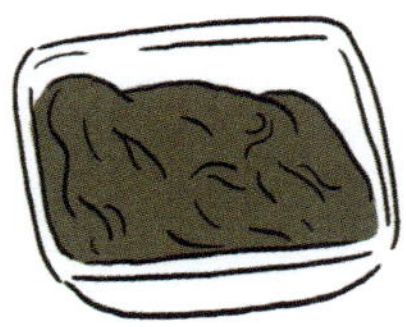

Place à la détox !

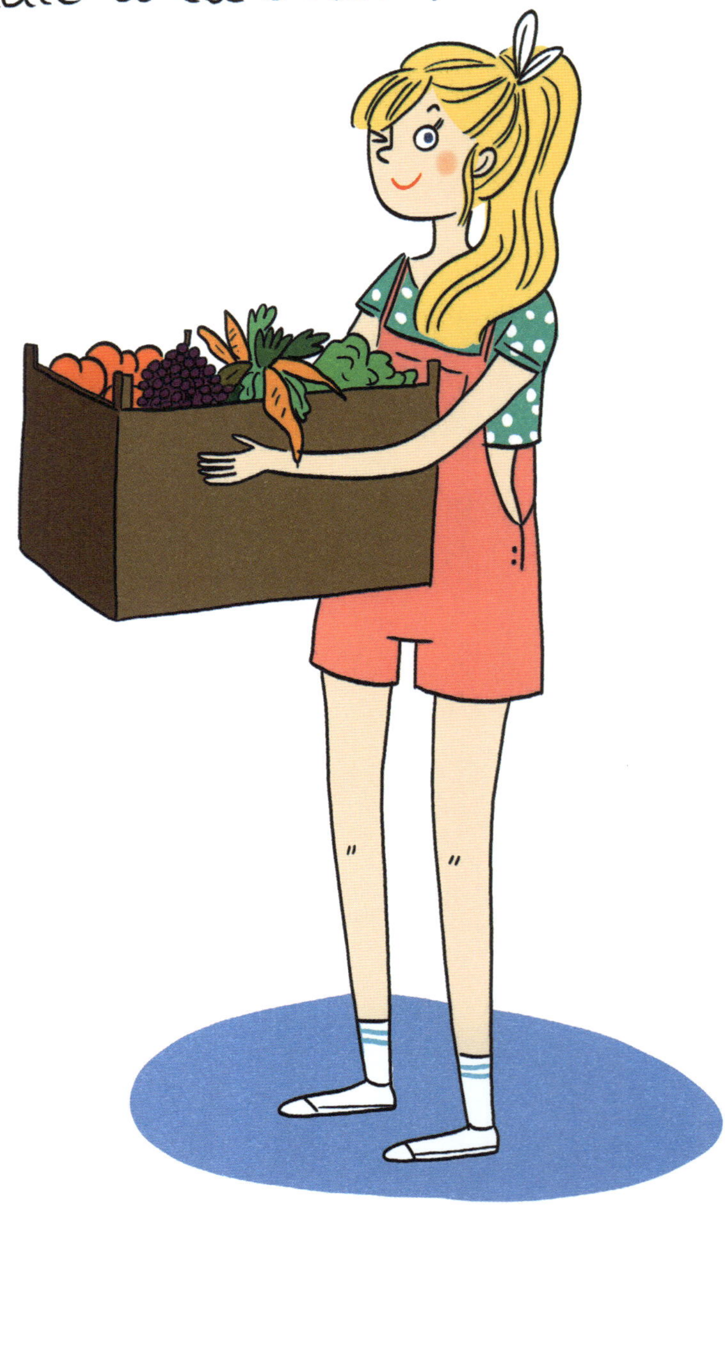

Partie 4

Je m'allège en cure détox

Dans cette partie :

- Qu'est-ce qu'une autolyse ?
- Je découvre les monodiètes et les cures de jus
- Comment pratiquer le jeûne ?

La cure détox est toujours le premier choix du naturopathe, sauf si la vitalité n'est pas suffisante, car cette première étape demande de l'énergie. Elle répond au besoin de supprimer les surcharges et les toxines indésirables qui viennent de l'extérieur, les différentes pollutions de l'air, de l'eau, des aliments... Sans compter que l'organisme, lui aussi, produit des toxines : acides organiques, produits de putréfaction ou fermentations intestinales, toxines liées au stress...

Mise en place sur une durée minimum d'un mois, cette cure s'appuie sur trois temps :

- **l'adoption d'une alimentation la plus naturelle possible** pour fermer la porte des surcharges. Pendant cette période, on évitera donc les excès farineux, les mauvaises graisses, les sucres transformés, les produits animaux et dérivés (produits laitiers, œufs, etc.). On peut installer des cures saisonnières si la vitalité le permet sous la forme de monodiètes (on consomme un seul aliment pendant une soirée ou une journée) ou de jeûnes ;

- **la mise en place de techniques de drainage pour soutenir l'élimination des toxines du corps.** Le foie, la peau, les intestins et les reins sont stimulés avec des techniques de réflexologie, de massage, de détente, d'exercices physiques, etc. ;

- **la relaxation.** L'activité mentale consomme une grande quantité d'énergie, qui n'est alors plus utilisable par le reste du corps si l'on n'interrompt pas les ruminations quotidiennes... Le naturopathe recommande des techniques de détente pour gérer le stress et apaiser le mental : bain chaud, massages, exercices de sophrologie, de yoga et de méditation...

LES « BULLES DÉTOX »

« Pas plus qu'il ne suffit de mettre des meubles propres dans une maison sale pour qu'elle soit habitable, mais qu'il faut aussi la nettoyer, il ne suffit pas de donner à notre corps les aliments que la nature a prévus pour son système digestif, il faut également nettoyer ses humeurs. »

Dr Vicini

Souvent, on entend de la bouche de nos proches qu'il faut manger lorsque l'on est malade, « pour ne pas perdre de forces » ; au contraire, la médecine naturelle préfère mettre le corps au repos digestif pour lui laisser le temps de se réparer. Réduire la prise alimentaire est un facteur primordial, dès lors que l'on comprend qu'une mauvaise alimentation entraîne systématiquement des dysfonctionnements. La diététique de la restriction alimentaire consiste à réduire l'alimentation en dessous du seuil des besoins nutritifs quotidiens afin de mettre l'organisme en carence. Il est alors obligé de « vivre sur lui-même » en puisant dans ses réserves.

Qu'est-ce que l'autolyse ?

Méthode naturelle pour nettoyer le corps de ses toxines, l'autolyse est la capacité d'un organisme vivant à vivre sur ses propres réserves pour procéder au nettoyage, à la réparation et à la réharmonisation de ses fonctions physiologiques. Elle peut être mise en place si l'énergie vitale est suffisante – adaptez toujours les cures à votre état de santé. En premier lieu, le corps puise dans ses réserves de sucre, transforme le glycogène du foie en glucose, puis en déstockant les graisses, il transforme alors les triglycérides en glucose. Il puise dans les tissus adipeux de réserve et s'autonourrit pour continuer à satisfaire ses besoins physiologiques.

L'organisme puise ensuite dans les déchets et se débarrasse des éléments qui ne sont pas utilisables en les dirigeant vers les émonctoires pour qu'ils soient éliminés (voir partie 5 « Je me repose en cure de revitalisation »). Ce nettoyage par autolyse peut générer des « crises d'élimination » résultant de la mise en mouvement des déchets. Il emporte les déchets circulants (du sang : acide urique, cholestérol, urée), les déchets stagnants (des cellules : acide lactique), mais aussi les déchets emprisonnés dans les tissus (kystes, fibromes, cellulite...). Ces effets interviennent plus ou moins rapidement selon que l'on mange ou non pendant la restriction.

Les avantages de la restriction sont les suivants :

- recharge des glandes digestives ;
- récupération du potentiel enzymatique ;
- meilleure assimilation des aliments ;
- évacuation des toxines et diminution de la production de déchets ;
- repos du corps qui dispose de plus d'énergie pour éliminer et se réparer ;
- clarté mentale ;
- repos général.

Un programme à la carte

Vous pouvez suivre une cure de plusieurs jours, voire de plusieurs semaines d'affilée ou bien pratiquer cette restriction un ou deux jours par semaine. C'est vous qui choisissez de mettre en place ce programme seul à la maison ou de vous faire accompagner dans un centre dédié à ces « cures détox ».

Nous allons voir dans cette partie, l'avantage des monodiètes, des cures de jus et des jeûnes. Il existe d'autres types de cures, que nous n'explorerons pas dans ce cahier.

Tout le monde peut suivre un programme de restriction alimentaire, à condition que l'intensité et la durée soient adaptées à son état de santé. Demandez conseil à votre praticien de santé.

Attention

Les femmes enceintes doivent éviter d'entrer dans une phase profonde de nettoyage du corps qui risque de mettre en circulation des toxines pouvant affecter le fœtus. En revanche, elles peuvent reposer de temps en temps leur système digestif et consommer des jus de légumes accompagnés de repas légers.

LES MONODIÈTES

Le principe de la monodiète est de ne consommer qu'un seul aliment pendant un minimum de 24 heures. Elle sera plus ou moins détoxifiante selon la nature de l'aliment choisi et sa durée, qui peut aller de 24 heures à plusieurs semaines. Celle-ci variant en fonction de la vitalité disponible et de l'objectif recherché, n'hésitez pas à en parler avec votre naturopathe.

La monodiète est indiquée si vous souffrez de certains troubles :

- mucosiques (acné, rhume, bronchite...). Votre corps contient des déchets colloïdaux, préférez les légumes cuits ou crus, riches en cellulose ;
- cristalloïdaux (eczéma sec, rhumatismes...). Choisissez des légumes cuits ou crus ou des aliments glucidiques, comme le riz ou les pommes de terre.

En pratique :

- La quantité n'est pas limitée, vous pouvez manger autant que vous le souhaitez dans une limite raisonnable. Souvent, on mange beaucoup au début, mais on réduit ensuite.
- Les fruits sont la plupart du temps plébiscités pour plusieurs raisons :
  - le sucre qu'ils contiennent est directement assimilable ;
  - ils sont riches en enzymes, oligoéléments et vitamines ;

– leurs fibres douces permettent de nettoyer et de stimuler le tube digestif ;

– ils sont très pratiques, ils se consomment frais, secs ou cuits. Il vaut mieux ne pas mélanger fruit sec et fruit cru, car la digestion du premier sera précipitée par celle du dernier ;

– ils apportent de l'eau à l'organisme ;

– ils génèrent peu de déchets et contiennent des acides qui agissent pour la détoxination du corps.

Vous pouvez mélanger les fruits ou les légumes, par exemple les pommes et les poires ou plusieurs légumes choisis. Misez sur la simplicité, n'ajoutez pas d'huile, de sel ou de sucre, mais plutôt une pincée d'épices légères aux vertus digestives (cannelle, cumin...).

La cure de raisin

À faire à l'automne, en pleine période de récolte des raisins. Après 1 ou 2 jours d'alimentation végétarienne et légère, ne consommez que du raisin pendant une durée pouvant aller de 1 à 21 jours. Les quantités varieront en fonction de vos besoins, mais comptez entre 1,5 et 2 kilos par jour, répartis en 4 à 6 prises. Par temps froid, vous pouvez consommer des tisanes chaudes à distance des fruits.

Choisissez du raisin biologique, lavez-le soigneusement et consommez la peau comme les pépins, riches en éléments nutritifs.

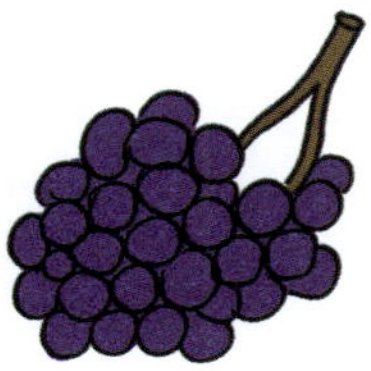

Ses bienfaits :

- le teint s'éclaircit et la peau devient plus belle ;
- il s'opère un drainage hépatique et rénal en douceur ;
- les intestins se régénèrent, nettoyés par les fibres du raisin ;
- revitalisant, le raisin convient parfaitement en cas d'anémie ou de convalescence.

ttention

À éviter pour les diabétiques insulinodépendants ou pour les personnes ayant des difficultés à digérer le sucre. La cure de raisin peut avoir des effets laxatifs importants, en particulier au début.

La cure de pommes

La plus pratique ! Pendant 1 à 10 jours, consommez 1,5 à 3 kilos de pommes biologiques douces dans la journée, crues, en jus à la centrifugeuse ou sous forme de compotes non sucrées. Évitez les pommes acides.

Ses bienfaits :

- effet laxatif doux ;
- diurétique ;
- tonique ;
- digestive ;
- prévient les faiblesses hépatiques.

Attention

À éviter si vous souffrez de colites aiguës, à cause de la cellulose. Notez que, sans la peau, la pomme est antidiarrhéique.

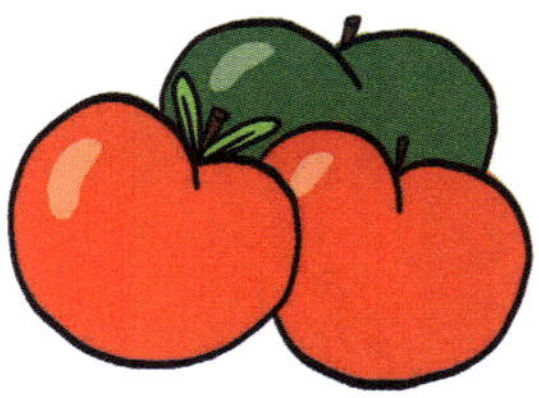

D'autres monodiètes

Essayez également la monodiète de carottes, de riz, de sarrasin, de légumes mélangés !

Vous pouvez aussi décider d'une monodiète hebdomadaire pour reposer votre corps et le détoxifier en douceur. Choisissez un jour qui vous arrange, pendant lequel vous pourrez prendre un peu de temps pour vous et vous reposer.

LES CURES DE JUS FRAIS

Les cures de jus de légumes fraîchement pressés permettent au système digestif de se reposer, activent les éliminations et peuvent combler certaines carences en micro-éléments. La durée sera à adapter en fonction de la personne et de ses pathologies.

Ces jus frais doivent être réalisés avec un extracteur et non un mixeur ou une centrifugeuse. Dans le premier cas, il ne reste que le jus sans les fibres, qui sont séparées par la machine, dans le deuxième cas, il reste les fibres, même si elles sont broyées.

ention

Les jus frais ne se conservent pas, ils doivent être bus dans les minutes qui suivent leur extraction pour éviter leur oxydation.

Il faut comprendre que les nutriments des fruits et légumes sont emprisonnés dans des cellules fibreuses. Il faut donc les mâcher longtemps pour les libérer, sinon ils restent prisonniers de la cellulose tout le temps de la digestion intestinale, qui peut prendre plusieurs heures. Par ailleurs, s'ils sont trop cuits, les enzymes auront perdu de leur vitalité et certaines vitamines auront disparu… Les extraits de légumes frais et crus sont un bon moyen d'apporter directement à nos cellules et nos tissus tous les nutriments et enzymes dont ils ont besoin sans fatiguer le corps.

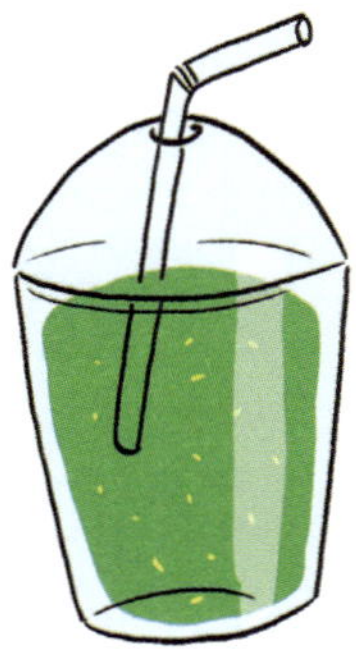

Le jus de carotte

Avec son goût sucré, il est l'un des jus les plus plébiscités. Il peut être consommé toute l'année, aide à normaliser le métabolisme et facilite la digestion. Riche en vitamine A assimilable facilement, il assure également une provision importante en vitamines B, C, D, E et K. Le jus de carotte est particulièrement riche en éléments alcalins organiques vitaux, tels que le sodium et le potassium. Il présente aussi une bonne teneur en calcium, en magnésium et en fer. Il est recommandé pour la consolidation et l'entretien de la structure osseuse des dents. Excellent agent anti-infectieux, il dope les surrénales et stimule la vitalité.

Le jus d'épinard

L'épinard cru est idéal pour toute la zone digestive : estomac, duodénum, intestin grêle et gros intestin. À raison d'un grand verre par jour, il résout très rapidement les problèmes de constipation tout en régénérant l'ensemble de l'appareil intestinal. Riche en vitamines C et E, ses nutriments sont utiles à la bonne santé des dents et des gencives.

Il y a beaucoup d'autres légumes à découvrir ! Commencez à faire vos jus avec des légumes que vous consommez habituellement. Le goût doit vous être agréable sans provoquer d'inconfort. Si votre estomac fait des bruits bizarres, c'est que vous ne supportez pas un ou plusieurs des légumes.

D'autres jus ?

Conseil

Et les fruits ? Vous pouvez les mélanger aux légumes, même si certains puristes ne le font pas. La ration de fruits utilisée pour faire un jus est souvent bien plus importante que le nombre que l'on consomme habituellement lorsqu'on les mâche... alors attention ! Les jus de fruits, beaucoup plus sucrés que les jus de légumes, sont donc à consommer avec modération.

Quant aux jus d'agrumes consommés le matin, ils apportent une forte ration de vitamine C et de flavonoïdes (indispensables au fonctionnement cardio-vasculaire), mais ne sont pas tolérés par tout le monde. Chez certains, ils risquent de refroidir le corps – et sont donc à éviter en période hivernale – ou de contribuer à une acidification de l'organisme. Là encore, écoutez les signaux que vous adresse votre corps et évitez d'adopter une habitude qui ne vous conviendrait pas.

J'ai envie d'essayer :

LES JEÛNES

À moins de jeûner seulement quelques heures, cesser de s'alimenter pendant plusieurs jours ou semaines ne s'improvise pas. Cela s'anticipe ! Commencez par des jeûnes courts de 1, 2 ou 3 jours puis, si vous le souhaitez, augmentez le nombre de jours chaque fois. Si vous désirez faire directement un jeûne long, il est recommandé de vous faire accompagner.

Deux possibilités :

- réalisez un bilan de vitalité en consultation et évaluez vos capacités avec un naturopathe pour préparer un programme de jeûne adapté ;
- profitez d'une semaine au vert et faites votre jeûne dans un centre où vous serez entouré d'une équipe de professionnels.

ntion

Tout le monde ne peut pas jeûner ! La pratique est déconseillée si vous manquez d'énergie, si vous avez des problèmes d'élimination, si vous prenez beaucoup de médicaments, si vous êtes très maigre et affaibli, si vous êtes enceinte, si vous avez une activité professionnelle intense ou encore, si vous êtes dans un environnement défavorable (environnement familial compliqué, peu de soutien moral...).

Avant le jeûne

Faites un bilan de votre force vitale et vérifiez que vos capacités émonctorielles sont opérationnelles : votre corps sera-t-il apte à sortir les toxines remises en circulation ? Quelques jours avant le début du jeûne, cessez de consommer des produits et sous-produits animaux, ainsi que de l'alcool, du tabac, du café, des sodas, etc., 2 jours avant, ne consommez que des légumes cuits à la vapeur douce. Faites un lavement rectal pour vider la dernière partie de l'intestin.

Pendant le jeûne

Buvez de l'eau en quantité suffisante et surveillez vos éliminations, vous vous apercevrez que des selles continuent d'être évacuées bien après l'ingestion de votre dernier repas ! Assurez-vous que vous transpirez bien et que vous urinez suffisamment. Les premiers jours, il est possible que vous ayez des nausées, des maux de tête, de la fatigue, avant de ressentir une légèreté et même, un peu d'euphorie et un certain confort. La faim, quant à elle, va et vient, elle a plutôt tendance à être présente au début, puis à disparaître une fois que le système digestif est vide. Celle qui apparaît ensuite est une vraie faim cellulaire, signe que l'organisme réclame de la nourriture.

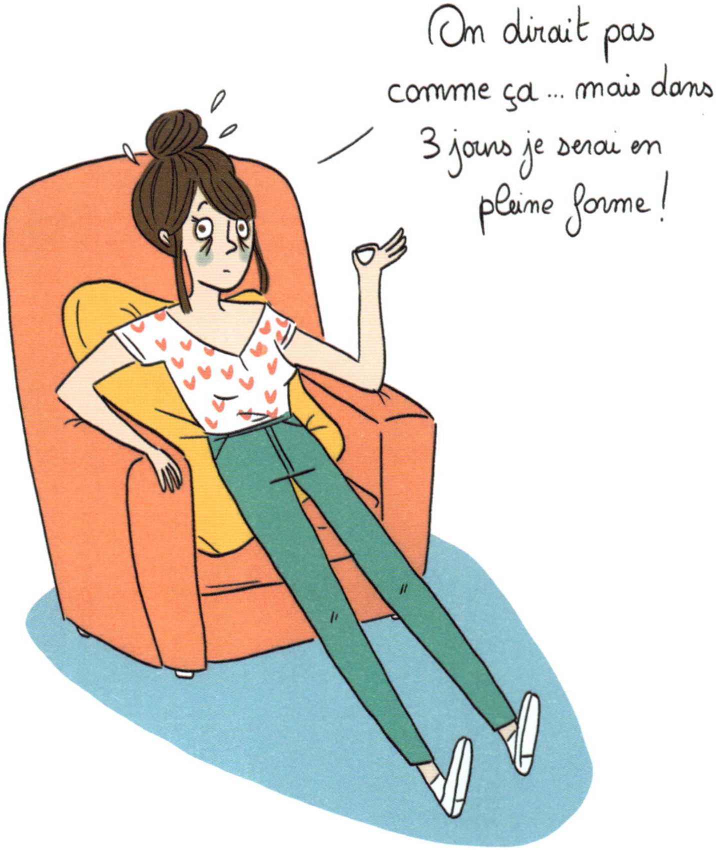
On dirait pas comme ça... mais dans 3 jours je serai en pleine forme !

Si besoin, n'hésitez pas à :

- pour le foie et les intestins : boire des infusions de romarin, d'artichaut, de pissenlit et poursuivez les douches rectales ;
- pour le système rénal : boire des infusions de bouleau, d'aubier de tilleul, de reine-des-prés ou de queues de cerises ;
- prendre des bains chauds ou tièdes, utiliser une bouillotte ;
- faire des exercices respiratoires pour bien oxygéner vos poumons ;
- rester actif ! Bougez, faites du sport pendant cette période pour accompagner l'élimination des toxines et conserver vos capacités musculaires.

Seul le jeûne permet d'atteindre une véritable autolyse : tout d'abord, le pancréas ne fabrique plus d'insuline, ce qui provoque un déstockage du glucose par le foie. Ce dernier fabrique du sucre en priorité à partir du glycogène en stock, puis en transformant les graisses en corps cétoniques. À l'étape suivante, il déstocke les protéines et les transforme en sucre. En dernier recours, il utilise les corps cétoniques à la place du glucose et des triglycérides.

Après le jeûne

Après quelques jours, le corps est léger et la langue est rose, signe que toutes les toxines ont été éliminées. La reprise alimentaire doit se faire progressivement :

Jour 1 : consommez des légumes cuits doucement (légumes verts, carottes).

Jour 2 : réintégrez des fruits tendres et peu acides, comme la pomme.

Jour 3 : faites un repas léger avec un peu de protéines (un œuf biologique à la coque, une poignée d'amandes préalablement réhydratées pour les rendre plus digestes...).

Profitez-en pour consommer beaucoup de végétaux, évitez le sucre, les céréales, les produits laitiers et les viandes, prenez de nouvelles habitudes !

Le jeûne sec

C'est le jeûne le plus profond et le plus curatif ! Pendant toute la durée du nettoyage, on ne boira pas d'eau. La technique permet de faire remonter les déchets du sérum extracellulaire vers le sang pour qu'ils soient éliminés. La peau transpire, les reins éliminent l'urine, la lymphe est assainie. Il est recommandé d'être accompagné pour faire ce jeûne.

Quel est le meilleur moment pour jeûner ?

Que vous soyez malade ou bien portant, le moment idéal est celui où vous êtes disponible pour votre bien-être et où vous sentez que vous avez l'énergie nécessaire pour le faire. Le printemps est cependant recommandé, tant pour la température que pour l'ensoleillement et les trésors offerts par la nature à cette période.

Jeûne et perte de poids

En jeûnant 7 jours, il est possible que vous perdiez jusqu'à 10 % de votre poids de départ selon votre constitution. Il s'agit d'une perte de déchets, à mettre en relation avec l'élimination du sel ; en effet, sans consommation de sodium, le corps perd beaucoup en quelques jours. La perte de poids importante au départ se stabilise ensuite au fil des jours. Attention à la qualité de la reprise alimentaire, le retour des kilos peut être rapide !

Pour aller plus loin dans la détox

Le Miracle du jeûne, de Pierre Lefebvre et Anne-Claire Meret, édition First, 2017.

La détox pour les nuls, d'Anne-Claire Meret, édition First, 2017.

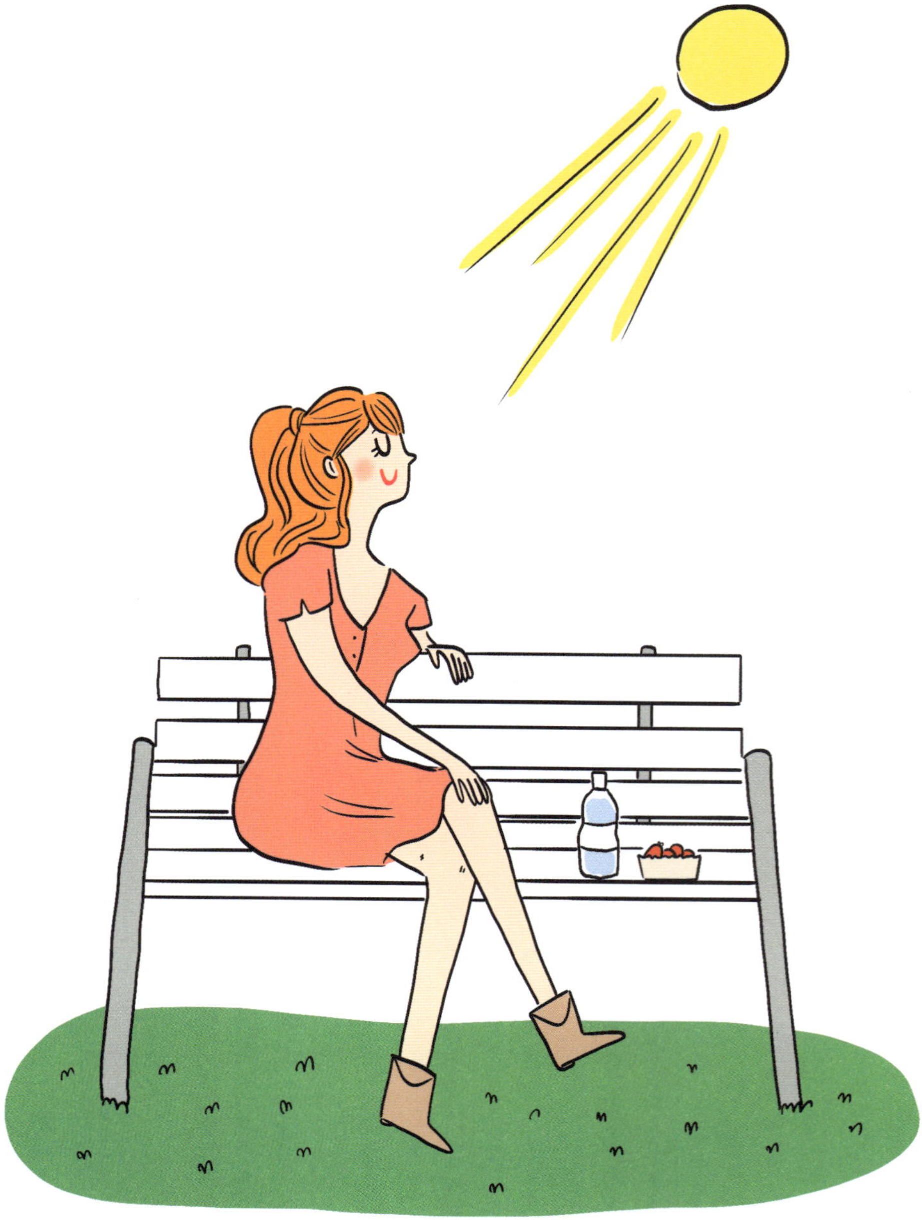

Partie 5

Je me repose en cure de revitalisation

Dans cette partie :

- Qu'est-ce que la revitalisation ?
- Je découvre les éléments essentiels à mon corps
- Je respecte le rythme des saisons

La revitalisation est toujours au programme d'une cure de naturopathie, car la vitalité est essentielle à la guérison du corps. Il n'y a pas un seul programme naturopathique, mais des millions de programmes individualisés qui tous, visent à soutenir cette énergie qui s'affaiblit au cours de la vie.

La cure de revitalisation favorise :

- la relaxation sous toutes ses formes : physique, psychique, émotionnelle ;
- le contact avec la nature (le soleil, l'air pur, le végétal, etc.) ;
- une alimentation revitalisante qui apporte un « idéal alimentaire » (reportez-vous à la partie 3, « Les grandes lignes de l'alimentation naturopathique », pour en connaître les grandes lignes) ;
- l'utilisation de « super aliments » (eau de mer, pollen, algues...) pour remettre à niveau le capital oligoéléments, vitamines, fibres, etc., ou de compléments alimentaires pour combler les carences éventuelles.

Dans cette cure, le naturopathe revoit toute l'hygiène de vie, il prend en compte tout ce qui peut nous dévitaliser pour retrouver un bon sommeil et un rythme de vie qui vous convienne, avec un programme personnalisé. Par exemple :

- une alimentation trop riche ou peu nutritive ;
- des polluants, des toxines au quotidien ;
- une automédication maladroite ou dangereuse ;
- le manque d'oxygénation et d'exercice physique ;
- le stress ;
- etc.

Focus

La revitalisation peut être prescrite avant ou pendant la cure de détoxification. Cette étape va permettre de combler les carences et de redonner de l'énergie pour, le plus souvent, débuter une nouvelle étape dans la cure de détoxification.

De par ses fondements et son essence, la naturopathie encourage le contact avec la nature. Les éléments naturels participent de notre bonne santé et nous devons essayer de nous en rapprocher le plus souvent possible. La vie en ville, les rythmes de travail éreintants et le manque d'air frais épuisent nos réserves d'énergie sans que nous nous en rendions compte.

« Mon corps est un jardin, ma volonté est son jardinier. »

William Shakespeare

L'AIR

La molécule d'oxygène est porteuse d'une charge vitale indispensable à la vie ! L'exercice physique, l'air des montagnes et des espaces de verdure nous permettent d'augmenter notre capacité respiratoire et de remplir nos poumons de plus de molécules d'oxygène. Il existe aussi de nombreuses techniques issues du hatha yoga et du pranayama pour améliorer ses capacités respiratoires.

ocus

Pendant la respiration, l'oxygène présent dans l'air inspiré doit atteindre les poumons pour être ensuite acheminé jusqu'à nos cellules grâce aux globules rouges, les molécules d'hémoglobine faisant office de transporteurs. Plusieurs facteurs peuvent mener à une sous-oxygénation de nos cellules, avec le risque de dysfonctionnements de l'organisme :

- les pollutions atmosphériques ;
- le tabac (directement et indirectement, en tant que fumeur passif) ;
- le manque d'exercice physique en plein air ;
- une respiration tout simplement insuffisante !

Savez-vous bien respirer ?

Notre respiration est souvent trop haute, courte et irrégulière. Or, la respiration idéale, celle que l'on peut voir chez les bébés et les enfants qui ne sont pas stressés, est plutôt lente, ample et régulière. En moyenne, on compte 8 à 12 respirations par minute au repos.

nseil

Essayez de respirer consciemment et de pratiquer des exercices respiratoires pour augmenter votre capacité pulmonaire et donc, votre aptitude à transmettre plus d'oxygène à vos cellules. Vous serez en mesure de mieux gérer votre stress, la respiration étant la seule action à la fois consciente – volontaire – et inconsciente – involontaire (nous respirons sans effort) – qui influence de façon directe notre système nerveux. Or, celui-ci régulant les activités métaboliques de nos organes, il est indispensable de bien veiller sur lui !

Quelques exercices simples de respiration

Respiration complète : entraînez-vous à remplir vos trois étages respiratoires. Inspirez d'abord avec votre ventre, sous vos poumons, puis augmentez le volume de vos poumons au maximum ; enfin, allez jusqu'à soulever les clavicules pour finir la respiration en haut des poumons. Soufflez doucement.

Respirations alternées : avec votre index, bouchez alternativement chacune de vos narines. Inspirez à droite, expirez à gauche, inspirez à gauche, expirez à droite et recommencez. Cette technique permet de rééquilibrer les énergies ; elle est particulièrement utilisée en médecine indienne et dans les techniques de yoga.

Pauses poumons pleins ou vides : entre chaque inspiration, faites une pause quelques secondes, poumons pleins, et entre chaque expiration, faites répétez la pause, poumons vides cette fois-ci. Cet entraînement vous permettra d'améliorer l'échange d'oxygène avec le sang (poumons pleins) et une l'évacuation du gaz carbonique (poumons vides).

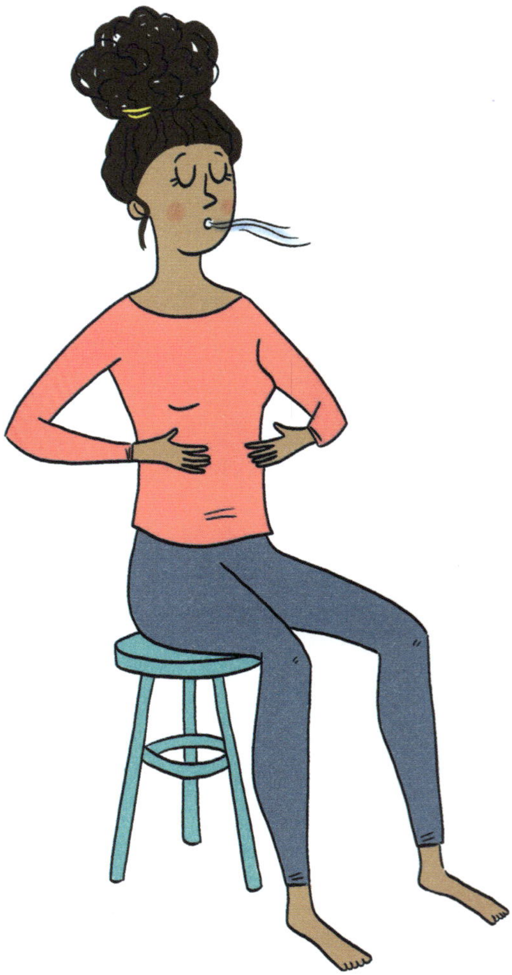

Petit guide pour un air purifié

- Utilisez des appareils pour assainir l'atmosphère, à la maison ou au bureau. Les ionisateurs (ou ioniseurs) projettent des électrons à grande vitesse vers les atomes d'oxygène de l'air et les transforment en ions négatifs. Leur efficacité est prouvée, certains sont même utilisés en milieu hospitalier. Pour bien choisir votre appareil, assurez-vous qu'il ne produise ni ozone, ni oxyde d'azote, ni oxyde de carbone. Il doit débiter au minimum 250 000 ions au cm^3 à une distance d'1 mètre.

- Essayez également les diffuseurs d'huiles essentielles, avec des huiles d'agrumes ou de cèdre, les plus efficaces pour produire des ions négatifs.

- Veillez à aérer régulièrement les pièces à vivre, débranchez les appareils électriques le soir et lorsque vous ne vous en servez pas.

- Dès que possible, échappez-vous dans des lieux où la concentration d'ions négatifs est maximale : à la montagne, en bord de mer, en forêt.

- Essayez les soins de thalassothérapie : douches à jet, massages sous affusion ou salles d'ionisation. Ils recréent des conditions d'ionisation et aident le système respiratoire à se purifier !

LE SOLEIL

Le rayonnement le plus vital est celui pour lequel l'homme a une sensibilité très marquée : les rayons solaires. Les animaux l'ont bien compris – ils s'exposent allègrement au soleil – et les guérisons par l'ensoleillement sont utilisées par beaucoup de peuples à travers le monde.

Les photons (particules échangées *via* la lumière par la matière) se fixent sur le phosphore, et en particulier, celui des os. L'été, ces derniers se rechargent au soleil et cette énergie est redistribuée à l'ensemble du corps en hiver, quand la lumière est moindre. Les photons favorisent également la formation des globules rouges et blancs dans la moelle épinière.

Bonne nouvelle : le rayonnement n'a pas besoin d'être direct, se trouver à l'ombre d'un espace ensoleillé peut suffire pour vitaliser votre organisme.

Quelques règles sont à respecter pour garder une bonne relation avec le soleil :

- déterminez votre type solaire, c'est-à-dire votre rapidité à développer de la mélanine :
  - peau claire (blonds et roux) : votre peau risque de brûler facilement, faites attention aux rayons directs ;
  - peau mate avec une coloration rapide au contact des rayons du soleil : vous pouvez vous exposer progressivement.

- préférez les rayons du matin, lorsque le soleil est montant. Évitez les expositions en plein été lorsque le soleil est au plus haut ;
- hydratez bien votre peau, les corps gras forment une barrière protectrice ;
- évitez de rester inactif en plein soleil, vous risquez de surchauffer certaines parties de votre corps ;
- le sébum que votre peau produit (durant la nuit et pendant une activité physique) protège naturellement votre peau ; évitez donc de vous exposer après un lavage décapant !

Les effets bénéfiques des rayons du soleil

- Le soleil stimule la fonction cutanée au niveau de la couche basale (la première couche de cellules), mais également les glandes sébacées et sudoripares. Il permet d'activer l'élimination par la transpiration, même lorsque vous ne voyez pas la sueur ;
- il joue un rôle essentiel dans l'augmentation de la pigmentation en mélanine, puissant anti-radicalaire qui nous protège des agressions ;
- il participe à la synthèse des vitamines, des hormones et de la transformation du cholestérol en vitamine D ;
- il permet la cicatrisation et l'aseptisation des plaies qui guérissent plus vite au soleil. Notez que si le corps contient beaucoup de toxines, la plaie laissera plus facilement une cicatrice !
- il favorise l'ossification et l'assimilation grâce à la vitamine D, qui permet de mieux fixer le calcium.

Le saviez-vous ?

Paradoxalement, un plâtre sur un membre cassé peut ralentir le temps d'ossification nécessaire pour réparer une fracture, car l'os est privé de rayonnement solaire.

SANS EAU, PAS DE VIE POSSIBLE !

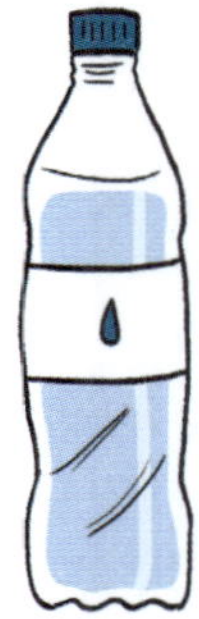

Elle est à l'origine même de la vie sur Terre. L'eau que l'on consomme, mais aussi l'eau dans laquelle on se baigne, celle qui nous entoure nous offre tous ses bienfaits... à condition de bien la choisir et de connaître les bonnes techniques !

L'eau que l'on consomme

Les besoins de chacun sont différents, mais il est important de boire suffisamment – soit 1 à 2 l par jour. On trouve de l'eau dans les fruits et les légumes que l'on mange, mais également dans toutes les boissons que l'on consomme dans la journée, de préférence entre les repas. Dans nos pays développés, l'eau du robinet est potable, c'est-à-dire qu'elle est déclarée comme non dangereuse pour la santé. Est-ce vrai ? Les produits chimiques contenus dans l'eau de ville qui sort de votre robinet peuvent créer des déséquilibres dans le corps, qu'il parvient sans doute à rééquilibrer lorsqu'il est en pleine santé, mais qui peuvent le déstabiliser s'il est affaibli. Par mesure de précaution, on préférera au minimum une eau filtrée. Décryptage des possibilités...

Option 1 : l'eau en bouteille

Les Français consomment plus de 150 l d'eau en bouteille par an, un chiffre en constante augmentation. Il faut comprendre qu'exception faite de l'eau distillée, toutes les eaux sont plus ou moins minéralisées, même l'eau du robinet. Une eau est dite « minérale naturelle » si elle est d'origine souterraine et qu'elle n'a subi aucun traitement, si sa composition physico-chimique est constante, si l'ensemble des critères de qualité (température, aspect visuel, goût, qualités thérapeutiques) est officialisé par l'Académie nationale de médecine et si l'administration au public a été autorisée par le ministère chargé de la Santé.

Au quotidien, préférez des eaux :

- faiblement minéralisées, contenant un taux de résidus secs inférieur à 50 mg/l (les résidus secs indiquent la teneur globale en minéraux) ;
- avec une faible concentration en fluor (moins de 1 mg/l) ;
- avec une concentration en chlorures et sulfates inférieure à 250 mg/l.

Les eaux à privilégier sont : Mont Roucous®, Rosée de la Reine®, Lauretana®, Montcalm®, Mont-Dore®, Charrier®, Volvic®...

Les eaux à éviter sur une base quotidienne sont : Contrex®, Hépar®, St-Yorre®...

Certaines eaux peuvent être intéressantes sur de courtes périodes : l'Hépar®, par exemple, est laxative et stimule des fonctions hépato-biliaires. Demandez conseil à votre naturopathe.

En cure, l'Hydroxydase® peut s'avérer intéressante. Son pouvoir dépuratif est idéal pour accompagner une cure de désintoxication de l'organisme. Elle aide à éliminer les surcharges métaboliques, tout en apportant des oligoéléments stabilisés. À boire pendant un mois, en accompagnement d'un programme en hygiène de vie. Attention : elle est déconseillée en cas d'hypertension ou d'insuffisance rénale.

Le danger des emballages plastique des bouteilles est également à considérer lorsque vous choisissez votre eau. Même à très faible dose, les produits chimiques qui sont utilisés dans la composition des emballages plastiques migrent dans le liquide ; ce sont des substances cancérigènes et des perturbateurs endocriniens qui ont des conséquences sur la reproduction et l'équilibre hormonal. Tous les plastiques ne présentent pas le même niveau de toxicité : vous trouverez sous les bouteilles un triangle contenant un numéro qui fait référence aux divers types de produits chimiques utilisés dans la fabrication du contenant. Privilégiez les plastiques de type 2, 4 et 5, évitez d'exposer les bouteilles au soleil et de les réutiliser une fois vides. Lorsque cela est possible, choisissez le verre !

Option 2 : l'eau du robinet

L'eau du robinet, même si elle est contrôlée, est loin d'être parfaite. Elle contient en quantité faible des pesticides, des résidus médicamenteux, des détergents, des phtalates (provenant des revêtements des tuyaux) et des résidus des traitements par le chlore soupçonnés d'être cancérigènes. Que se passe-t-il si vous en buvez tous les jours ? Pour éviter les effets délétères, plusieurs dispositifs de filtrage sont possibles ; certains s'installent directement sur le robinet, tandis que d'autres se présentent sous la forme de récipients filtrants.

La carafe filtrante : c'est sûrement l'appareil le plus répandu. Elle est équipée de filtres à charbon qui permettent de supprimer le goût de chlore et de limiter le calcaire et le plombes cartouches doivent être remplacées régulièrement, toutes les 4 à 6 semaines.

L'osmoseur : l'eau passe dans un filtre qui retient les éventuelles particules, puis dans un filtre à charbon actif, qui capte notamment le chlore. Enfin, elle traverse une très fine membrane qui sépare l'eau pure de l'eau de rejet, porteuse de ce qu'il reste d'éléments indésirables et de minéraux, et envoie cette eau dans le circuit des eaux usées. L'osmoseur consomme donc plus d'eau (en moyenne 4 litres pour 1 litre d'eau osmosée).

Le filtre sur robinet ou sous évier : l'eau traverse une ou plusieurs cartouches qui captent plus ou moins de polluants et d'éléments indésirables selon les modèles. Ce filtre n'agit pas sur la minéralisation de l'eau.

En cure, deux options intéressantes :

Le plasma marin

L'eau de mer contient une quantité importante de sels minéraux et d'oligoéléments qui sont facilement assimilables par l'organisme – on parle de biodisponibilité –

grâce à l'analogie entre le plasma sanguin humain et l'eau de mer. Ainsi, le corps peut s'approprier les nutriments qu'elle contient : le magnésium, le calcium, le soufre, le phosphore, le potassium... On la trouve en ampoules à prendre sous forme de cure. Le plasma marin de Quinton, du nom du biologiste français ayant consacré ses recherches au sujet, est le plus connu.

Idéal sur quelques semaines, en cas de surmenage, pour apporter à l'organisme les minéraux nécessaires et soulager le système nerveux !

L'eau distillée

L'eau distillée ne contient pas de minéraux ; elle est obtenue en récoltant la vapeur d'eau (l'eau condensée) après ébullition. Capable d'entraîner tous les sels qu'elle capte sur sa route, elle est intéressante le temps d'une cure de détoxification, en accompagnement d'un programme en hygiène de vie.

Comment dynamiser son eau ?

Focus

Dans la nature, l'eau porte une charge vitale qu'elle perd lorsqu'elle est stockée (mise en bouteille, entreposée ou encore stagnante dans des tuyaux). Il est possible de lui redonner un peu de cette énergie perdue avec des moyens naturels :

- secouez-la, c'est le principe de la dynamisation en homéopathie ;
- mettez-la au soleil, de préférence le matin et dans une bouteille en verre ;
- ajoutez-y du citron biologique ou une cuillerée d'argile verte avant de la secouer vivement ;
- utilisez des carafes dynamisantes ou des conteneurs aimantés ;
- en la magnétisant avec vos mains ou en lui transmettant la force de votre intention.

L'eau dynamisée est plus vivante, vibrante ! Sa composition est la même, mais la disposition de la forme des molécules entre elles est totalement différente. Elle ne se contente plus d'hydrater le corps, elle est alors porteuse d'une autre forme d'intelligence, ce qui nous permet de penser qu'elle apporte au corps d'autres types de bienfaits.[2]

L'eau comme usage thérapeutique

Les deux tiers du globe sont couverts d'eau, comme nous sommes composés aux deux tiers d'eau ! Notre belle planète a beaucoup de bienfaits à nous transmettre pour nous aider à conserver la santé. L'eau de la mer, des lacs, des rivières et des cascades est chargée en oligoéléments et en électromagnétisme. Elle bénéficie

2. **Pour en savoir plus**, lire *Le Miracle de l'eau* de Masaru Emoto (Guy Trédaniel, 2008), docteur en médecine, passionné de recherche sur les effets des molécules d'eau sur la conscience humaine.

du rayonnement solaire et d'un brassage naturel qui la rechargent en énergie vitale. Il est recommandé de s'en approcher et de s'y baigner aussi souvent que possible ! Certains soins de thalassothérapie, qui se rapprochent des conditions naturelles, permettent de bénéficier de ses bienfaits.

L'hydrologie

L'eau permet, grâce à l'utilisation du chaud et du froid, de solliciter les systèmes d'élimination du corps, mais elle agit également sur les systèmes glandulaires et nerveux. Elle sollicite particulièrement la peau, l'émonctoire le plus grand de notre corps, en faisant réagir les glandes sudoripares, sébacées, mais aussi la couche basale (la première couche de cellules de la peau). Cette technique majeure en naturopathie est toujours utilisée sous forme de cure, une fois que le naturopathe a évalué la vitalité du consultant. Plus les capacités vitales sont grandes, plus on aura recours à des écarts de température importants. Si vous souffrez d'une affection particulière, demandez conseil à votre naturopathe avant d'essayer les techniques présentées.

Le chaud permet de dilater les capillaires (petits vaisseaux) et de faire se déplacer les liquides vers l'extérieur du corps ; on parle de déplacement « centrifuge ». Les organes internes se trouvent décongestionnés. Le froid, quant à lui, déplace les liquides vers l'intérieur du corps, dans un mouvement « centripède ». Il permet, entre autres, d'utiliser l'énergie de réserve, mais également de stimuler des glandes surrénales en produisant du cortisol. Le tiède permet de normaliser les fonctions du corps, d'apaiser les tensions nerveuses et glandulaires et de régénérer les tissus.

Conseil

On préférera utiliser toutes les techniques suivantes à jeun ou après un repas léger.

Attention

Applications du froid

L'utilisation du froid est déconseillée en cas de pathologies cardiaques, de manque de vitalité, d'affaiblissement notable ou de médication lourde.

Assurez-vous qu'une tierce personne est à proximité.

Réchauffez le corps avant l'application du froid.

La douche écossaise

Appliquez de l'eau froide sur une peau réchauffée par une douche chaude ou tiède, d'abord sur les jambes, puis sur le corps entier.

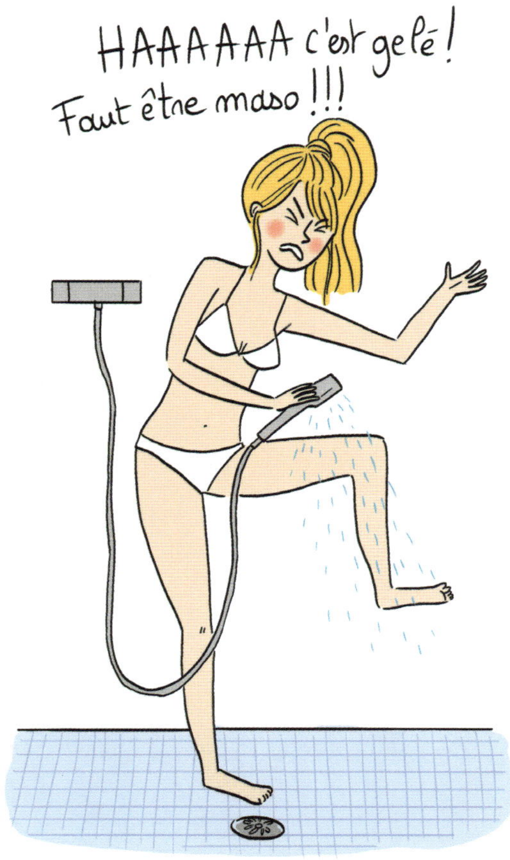

Réchauffez et répétez l'opération une dizaine de fois, en veillant à ce que les périodes de froid soient plus courtes que les périodes de chaud.

Cette technique permet de dynamiser la circulation veineuse et de stimuler les glandes surrénales.

Le bain de siège froid ou bain dérivatif

À faire plutôt le matin, en gardant le reste du corps bien au chaud. Il s'agit de refroidir la zone périnéale, qui va de l'anus au bas-ventre, pour stimuler l'intestin grêle et le colon. Le froid permet de « chasser » tout le sang vers l'intérieur et de relancer le péristaltisme dans le côlon. Le bain de siège[3] doit être suivi d'une réaction chaude et tonique. Si le corps ne se réchauffe pas, c'est que l'eau était trop froide ou l'application, trop longue.

Cette technique est intéressante pour le transit intestinal, mais également pour les personnes qui font des mycoses à répétition ou qui ont des problèmes de libido et de fertilité. Il est possible d'utiliser des poches de gel préalablement refroidies au lieu de l'eau afin de les garder plus longtemps et de poursuivre ses activités.

---

3. **Pour en savoir plus :** lire *Bains dérivatifs et poches de gel* de France Guillain (Demeter,2007).

Les applications locales du type compresses froides

Sur une zone congestionnée, appliquez plusieurs épaisseurs de linge froid mouillé, jusqu'à ce que la compresse devienne chaude. La vasoconstriction permet d'arrêter le développement microbien. En même temps, favorisez la sudation du reste du corps et réchauffez les extrémités. Cette technique permet également d'agir sur la vitalité du corps.

L'enveloppement du corps entier dans un drap mouillé ou humide

Enveloppez le corps allongé préalablement réchauffé dans un drap ayant trempé dans de l'eau glacée. Autour du drap, placez fermement une couverture chaude pendant 45 minutes. Une vasodilatation va se produire, le sang étant chassé vers la périphérie. L'objectif ici est de réchauffer le corps, de le faire transpirer pour qu'il évacue ses toxines. À la fin, séchez soigneusement le corps… et repos !

Attention

Applications du chaud

L'utilisation du chaud est déconseillée en cas de pathologies cardiaques, varices, œdèmes, hémorroïdes et problèmes circulatoires, grossesse (pas plus de 38,5 °C), manque de vitalité, affaiblissement notable ou médication lourde, douleurs fortes localisées pouvant signaler une inflammation importante.

Assurez-vous qu'une tierce personne est à proximité, que la pièce est bien aérée et que votre état de vitalité vous permet ces expérimentations.

Le bain hypercalorique

Commencez par frictionner l'ensemble du corps, peau bien sèche, avec un gant exfoliant naturel. Faites couler un bain à 35-37 °C (utilisez un thermomètre de bain). Entrez dans le bain et augmentez progressivement la température de l'eau jusqu'à 39-40 °C, en laissant couler l'eau chaude pendant 10 à 15 minutes. Arrêtez de faire monter la température lorsque la transpiration commence à perler sur le front. Restez dans le bain 10 minutes maximum.

Si la chaleur est mal tolérée, diminuez-la en laissant couler de l'eau froide. Sortez du bain lentement, afin de ne pas créer de brusque variation de tension. Terminez par une douche fraîche pour faire baisser la température corporelle et contracter les vaisseaux en insistant sur les jambes.

La technique, développée par le Dr Salmanoff, permet de créer une fièvre artificielle pour intensifier le métabolisme, accélérer la microcirculation capillaire et éliminer les déchets.

Le sauna

On entre avec la peau sèche dans le sauna ; essayez de garder les cheveux secs entre les différents passages (idéalement au nombre de trois). La chaleur du sauna est sèche, entre 90 et 120 °C, et le lieu ne doit pas devenir humide. Le temps passé ne doit pas excéder une quinzaine de minutes, le temps de transpirer sur toutes les parties du corps. À l'intérieur, restez allongé ou assis, les jambes au même niveau que le bassin. Une fois sorti, prenez une douche fraîche ou froide, selon la température supportée, puis reposez-vous une quinzaine de minutes. Recommencez l'opération trois fois en tout si votre vitalité le permet et si votre corps continue de transpirer.

Le sauna élimine efficacement les toxines et les impuretés du corps. Une seule séance soulage la douleur et la fatigue musculaire. Il permet également de relâcher les tensions. Il stimule les glandes sudoripares, donc l'élimination des sels et acides. Il est indiqué pour les pathologies de type arthrose ou rhumatismes. C'est l'une des techniques les plus recommandées par les naturopathes ![4]

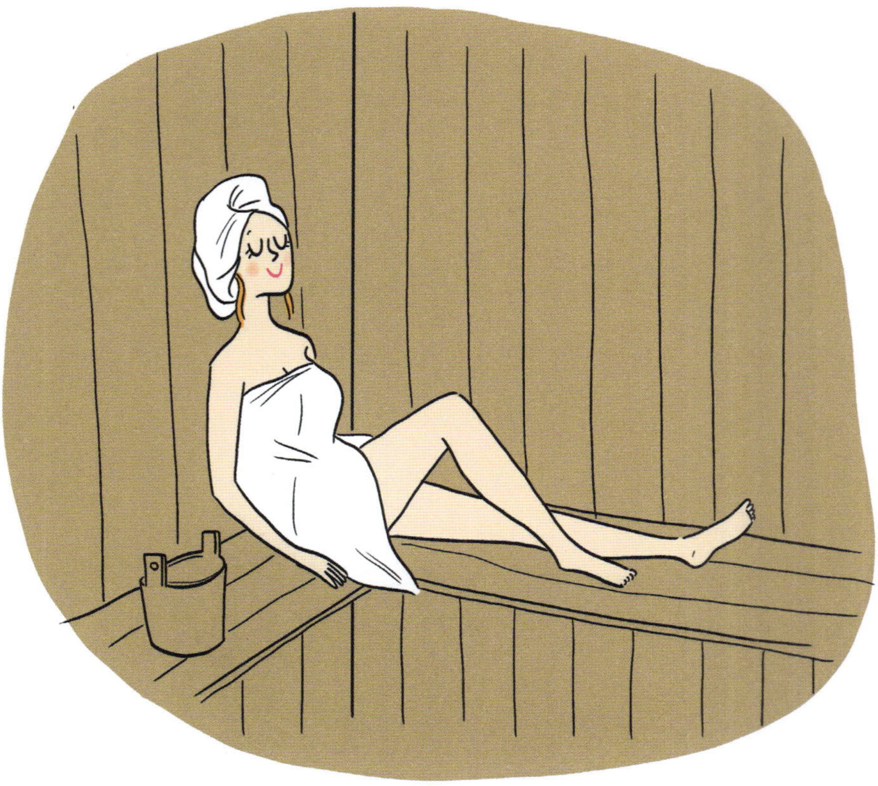

4. **Pour en savoir plus :** lire *Retrouver et conserver sa santé par le sauna* d'Alain Rousseaux, naturopathe (A. Rousseaux, 1990).

Le hammam

Avec une chaleur humide comprise entre 50 et 60 °C, le hammam stimule principalement les glandes sébacées et la couche basale de la peau pour un effet relaxant et nettoyant. Il crée une fièvre artificielle et augmente la chaleur du corps. Il permet d'ouvrir les pores et de laisser sortir les toxines, dans une chaleur parfois plus supportable que le sauna.

Ne dépassez pas une quinzaine de minutes puis, après la séance, prenez une douche froide et reposez-vous.

Les enveloppements aux huiles essentielles

Le corps est enveloppé d'un mélange d'huile végétale et d'huiles essentielles (au minimum 30 %). Il est ensuite recouvert de plastique et d'une couverture chauffante pour atteindre une température de 43 °C environ. L'enveloppement est laissé ainsi pendant 30 à 45 minutes, le temps de bien transpirer !

La technique permet au corps d'éliminer efficacement les toxines. Elle offre aussi la possibilité aux glandes sudoripares de se revitaliser et donc, d'augmenter les capacités de transpiration. Il faut compter plusieurs séances pour un effet en profondeur.

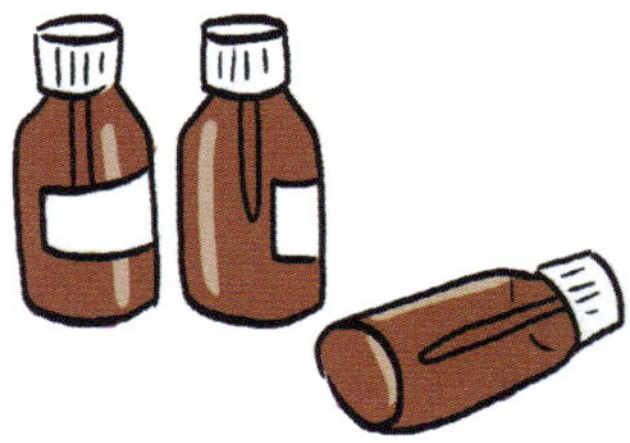

Plus on transpire, plus on transpire. Les glandes sudoripares restent actives pendant une dizaine de jours. Et si l'on reste trop longtemps sans transpirer, elles se referment et l'élimination se fait moins bien !

La bouillotte chaude

Utilisée par les anciens, la bouillotte a une image désuète qui lui colle à la peau. Elle est pourtant une astuce maligne et peu coûteuse que nous devrions tous adopter au quotidien ! En application sur l'estomac, elle permet d'agir sur les spasmes nerveux et digestifs et de calmer l'anxiété. Sur le foie, elle stimule la fonction de détoxification. Sur les reins et la vessie, elle soulage les crises de coliques néphrétiques. Les femmes peuvent aussi la poser sur le bas-ventre pendant les règles pour soulager les douleurs spasmodiques.

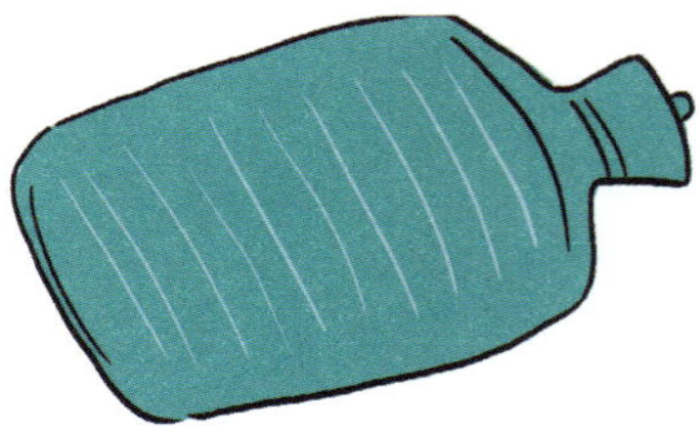

Focus

Douches rectales, lavements et irrigations côloniques

Plus tellement à la mode malgré leurs effets rapides et efficaces, les douches rectales se font très simplement grâce à une poire à lavement. Elles permettent de nettoyer le rectum, de libérer les matières bloquées en cas de constipation et de stimuler le péristaltisme (mouvement naturel de l'intestin). Il suffit d'injecter entre 250 et 500 ml d'eau tiède du robinet dans le rectum, de préférence en position à quatre pattes ou sur le côté. Rejeter tout de suite l'eau dans les toilettes.

Périodicité : dès que le besoin s'en fait sentir, en cas de crise allergique, d'infection, de migraines, de grippe, etc. À éviter en cas de crise hémorroïdaire, de fissure anale ou de cancer du côlon et/ou du rectum.

Les lavements et les irrigations côloniques nécessitent d'envoyer davantage d'eau dans le système intestinal afin qu'elle atteigne le côlon et les intestins, parfois accompagnée d'un produit aromatique spécifique. Ils sont plutôt recommandés dans le cadre d'une cure détox ; renseignez-vous avant de vous lancer, car ces techniques ont un impact sur la flore intestinale. Un praticien en naturopathie ou un spécialiste en irrigation côlonique saura vous conseiller.

RESPECTER LE RYTHME DES SAISONS

Prendre soin de soi, c'est aussi retrouver une harmonie avec les rythmes de la nature et suivre les saisons, avec leur lot d'épreuves et de trésors naturels.

Au printemps

Après l'hiver, le foie et la vésicule biliaire se manifestent souvent, ils sont en souffrance : digestions difficiles, fatigue chronique, lourdeurs des jambes ou encore calculs. Le stress accumulé et les vacances qui se font attendre ne font que renforcer cet état.

C'est la période idéale pour faire une cure de jus de bouleau à jeun pendant quelques jours ou quelques semaines.

Profitez-en pour alléger votre alimentation afin de nettoyer votre organisme des toxines et des diverses graisses accumulées pendant la période de froid. La nature nous offre un grand choix de légumes verts à consommer. Pensez au pissenlit, dont l'amertume correspond à la demande de notre foie ! Préparez ce passage et commencez dès le début du mois de mars.

Sortez, aérez-vous et profitez des premiers soleils pour reconstituer votre stock de vitamine D ! Si vous souffrez d'allergies saisonnières, vous pourrez les soulager avec la gemmothérapie... mais sachez que c'est en travaillant sur votre immunité et tout particulièrement, sur la santé de votre système intestinal toute l'année que vous pourrez diminuer les réactions allergiques liées à cette période !

L'été

Problèmes circulatoires, échauffements, gonflements des membres inférieurs, varices, bouffées de chaleur... c'est en cette saison que les troubles cardio-vasculaires se manifestent le plus volontiers.

Le sang, moins bien filtré par les reins, peut provoquer également des problèmes de peau, des démangeaisons et favoriser l'installation de parasites de peau (puces, tiques, gales...). On observe également de la fatigue et une baisse de l'immunité.

La nature nous propose pendant les mois d'été beaucoup de produits frais, des fruits rouges aux raisins. C'est le moment de faire des monodiètes ! Pour en savoir plus, consultez la partie dédiée à l'alimentation.

Protégez-vous du soleil lorsqu'il est haut, restez actif, hydratez-vous suffisamment et utilisez les techniques en hydrologie exposées plus haut dans ce chapitre pour améliorer votre circulation sanguine !

L'automne

Les troubles respiratoires peuvent ressurgir (asthme, toux, manque d'air, bronchite…). L'oxygénation du sang s'affaiblissant, elle provoque une perte d'énergie, une fatigue qui peut devenir chronique et vous accompagner tout au long de la saison froide, avec un fond de dépression.

C'est le moment de faire du sport pour éviter le repli sur soi et augmenter ses capacités de résistance pendant l'hiver ! Pensez aussi à vous échapper de temps en temps pour respirer un air pur, loin de la ville.

Et dans votre assiette, privilégiez les légumes de saison !

L'hiver

C'est en hiver que l'on connaît le plus de problèmes de santé : infections, problèmes respiratoires, maladies de peau, refroidissements… Or, c'est à cette période que l'on mange le plus de repas copieux : féculents, repas de famille, chocolats, fromages… Autant d'occasions qui fatiguent le corps et le chargent en toxines. La fatigue s'installe et le mental commence à s'affaiblir.

Pour éviter les effets délétères des repas de fête et la fameuse dépression saisonnière qui accompagne les mois les moins ensoleillés, misez sur la prévention… Et pour chaque excès, compensez ! Du repos, de l'exercice et des repas légers vous aideront à traverser l'hiver. Pensez aussi que c'est une période de calme : prenez le temps de faire le point sur l'année écoulée et d'envisager sainement votre nouvelle année à venir !

Elle est belle ma vie !

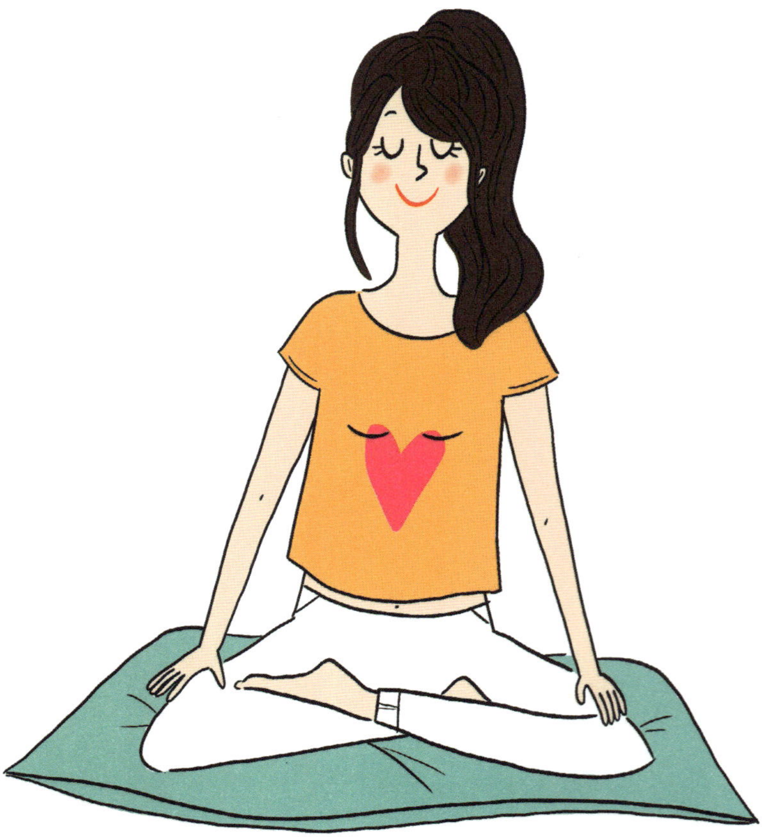

Partie 6

La partie des Dix

Dans cette partie :

- Les techniques du naturopathe
- Les huiles essentielles indispensables
- Les bonnes habitudes

LES DIX TECHNIQUES DU NATUROPATHE

Les techniques utilisées par les naturopathes n'ont aucune vertu guérisseuse ! Toutes stimulent la force vitale et l'autoguérison, la subtilité étant de parvenir à utiliser la bonne technique au bon moment, en tenant compte de l'énergie disponible et de la possibilité ou non de stimuler les émonctoires. C'est le corps qui fait des miracles !

L'hygiène alimentaire

On distingue la nutrition, qui est l'art de savoir se nourrir avec les aliments adaptés, et la diététique, où l'on met le corps en restriction alimentaire. Le naturopathe utilise les deux, tout en adaptant pour chacun un programme vraiment personnalisé. Le choix des aliments est essentiel, de préférence biologiques ou issus d'une agriculture responsable et contenant un minimum de produits chimiques néfastes pour la santé. Leur cuisson, mais aussi le moment où ils sont mangés dans la journée et la façon dont ils sont associés les uns aux autres sont des éléments à prendre en compte dans le programme. Le naturopathe choisira avec vous les aliments qui sont les plus faciles à digérer et les plus adaptés à votre constitution. Selon votre état de santé, il pourra recommander un changement radical ou proposer une réforme en douceur.

L'hygiène somato-émonctorielle (ou plus communément, le sport !)

On parle ici de « gym des organes » et d'exercice physique, avec toujours un plan d'action individuel défini en fonction des capacités et de la disponibilité de chacun. L'exercice permet de dérouiller les articulations, d'activer les liquides du corps et de libérer la respiration. Le muscle est une pompe vascularisante qui fait circuler les liquides organiques physiologiques ; le sang passe par tous les filtres d'élimination ce qui permet d'épurer l'organisme au maximum. Le bon sport doit être transpirant et oxygénant ! L'exercice physique libère les tensions et détend les nœuds, permet d'évacuer le stress physique et mental.

L'hygiène neuropsychique

L'équilibre mental et émotionnel est tout aussi important que l'équilibre du corps physique. Le naturopathe aborde donc aussi la dimension psychologique, d'abord par l'écoute globale, que l'on ne trouve pas forcément dans la médecine allopathique, où les consultations sont rapides et principalement tournées vers le symptôme. Le naturopathe n'est pas psychologue de métier (certains le sont), mais dispose d'une palette d'outils et d'exercices qu'il peut utiliser. Il pourra donner des conseils pour prendre du recul, se détendre et si besoin, orienter vers un thérapeute formé à la psychologie/psychothérapie, à la relaxation, la sophrologie ou encore, à l'hypnose.

Les plantes (phytothérapie)

Utilisées depuis des millénaires, les plantes détiennent des bienfaits extrêmement vastes, aussi bien au profit de la santé naturelle que de la médecine allopathique. Séchées, fraîches, en élixir, en tisanes, en décoctions, en huiles essentielles, toutes les formes sont possibles, en prise interne comme externe. Efficaces pour stimuler l'élimination des toxines, elles revitalisent, nourrissent, relaxent... elles agissent également sur les émotions qu'elles peuvent harmoniser en profondeur.

Les techniques d'hydrothérapie

En interne ou en externe, on utilise l'eau sous des températures et des pressions variées. Elle permet de déplacer les toxines et accélère leur élimination grâce à des bains, des lavements, la sudation, les poches de glace... Ce sont des techniques très importantes pour les naturopathes, car le corps est composé en grande partie d'eau et les réactions sont immédiates !

Les techniques respiratoires

S'appuyant sur l'art du souffle développé par les écoles orientales, avec le yoga, les techniques de méditation ou encore les arts martiaux, les techniques respiratoires permettent :

- une bonne oxygénation des cellules pour optimiser leur fonctionnement ;
- une augmentation de l'élasticité du diaphragme pour favoriser la détente ;
- une action sur la circulation sanguine, le système lymphatique et la digestion.

Réussir à contrôler sa respiration permet d'harmoniser les fonctions du corps. Cela paraît simple, mais lorsque l'on ne pratique ni le sport ni la méditation de façon régulière, on utilise rarement toutes ses capacités respiratoires.

Les techniques manuelles

Les massages et les manipulations permettent d'acheminer les toxines présentes dans le corps vers les filtres, jusqu'à leur élimination. Les massages profonds, pour déloger les toxines, sont souvent proposés par les naturopathes. Lorsque l'exercice physique ne peut pas être pratiqué, c'est un excellent palliatif qui permet de faire circuler le sang et la lymphe. Les naturopathes possèdent des bases théoriques et pratiques pour favoriser l'élimination des toxines et l'harmonisation du corps.

Certains proposent en cabinet des massages de type non médicaux, qui ne sont pas des techniques manipulatoires, elles-mêmes réservées aux médecins, kinésithérapeutes, chiropraticiens et étiopathes.

La réflexologie

La réflexologie est l'une des techniques spécifiques les plus efficaces pour favoriser la circulation des énergies. Celles-ci suivent des canaux, les méridiens, pour atteindre les réservoirs et en repartent sous la forme d'énergies matérialisées : l'influx nerveux et les hormones. La réflexologie permet d'ouvrir les émonctoires et de désincruster les tissus. Elle permet aussi un lâcher-prise mental et une relaxation globale. Elle peut être plantaire, nasale, auriculaire... Et ses formes sont variées. La réflexologie se divise en deux pratiques : l'acupuncture (en France, réservée aux médecins titulaires d'un diplôme universitaire) et l'utilisation des zones réflexes sur lesquelles on appuie avec la main ou un bâton en bois. Les deux pratiques ont pour objectif de favoriser la distribution des énergies vitales.

Les techniques magnétiques

Pour aider le corps à garder son équilibre, le magnétisme humain, la géobiologie (étude de l'influence des ondes du lieu de vie sur le corps) ou encore, l'usage des aimants et des appareils à ondes régulées sont souvent préconisés par les naturopathes. Notre organisme, tant bien que mal, essaie de s'adapter à nos conditions de vie, entre les pollutions, les tensions et une hygiène de vie souvent dénaturée. En prenant en compte cette dimension énergétique, on apporte de nouvelles réponses qui travaillent en synergie pour rééquilibrer l'organisme.

Les techniques vibratoires

Les couleurs, les bains de soleil, les sons, les élixirs floraux, la méditation... La naturopathie invite à établir davantage de connexions avec la nature. Toute la puissance vitalogène des éléments est utilisée pour ramener le corps vers un meilleur équilibre.

DIX HUILES ESSENTIELLES INDISPENSABLES

tention

Les propriétés, indications et utilisations indiquées sont extraites d'ouvrages scientifiques de référence et d'auteurs reconnus, mais ne constituent pas une information médicale.

Respectez les précautions suivantes :

- ne pas utiliser chez la femme enceinte ou qui allaite ;
- ne pas utiliser chez les enfants de moins de 7 ans ;
- ne pas utiliser chez les personnes allergiques aux huiles essentielles ou présentant des antécédents de convulsion.

1. La menthe poivrée

Indications : nausées, maux de tête, diarrhée infectieuse, insuffisance biliaire et pancréatique, parasites intestinaux, mal des transports, sinusite, céphalée, névralgie, urticaire, zona, asthénie, arthrite...

Comment la prendre ?
2 gouttes pures directement sous la langue ou après les repas un peu lourds. Par voie cutanée : au creux des poignets.

ttention

À éviter pour les personnes très âgées et fragiles, ainsi qu'en utilisation régulière ou prolongée.

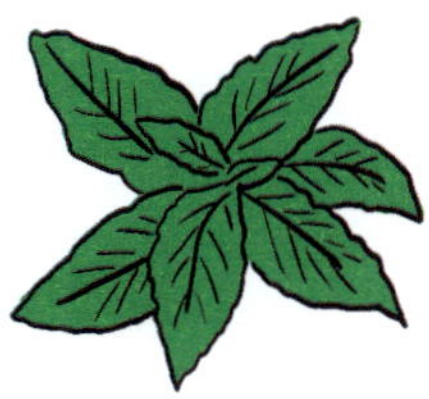

2. L'arbre à thé

Indications : acné, infections bactériennes et virales, buccales (aphtes, gingivite...), respiratoires (sinusite, rhinite...) et urinaires, maux de gorge, varices, jambes lourdes, hémorroïdes, abcès cutanés, mycose, parasitose cutanée, piqûres...

Comment le prendre ?
Par voie orale : 2 gouttes dans 1 cuillerée à café de miel, à laisser fondre dans la bouche, 5 fois par jour. Sur l'acné et les piqûres : directement sur le bouton avec un Coton-Tige.

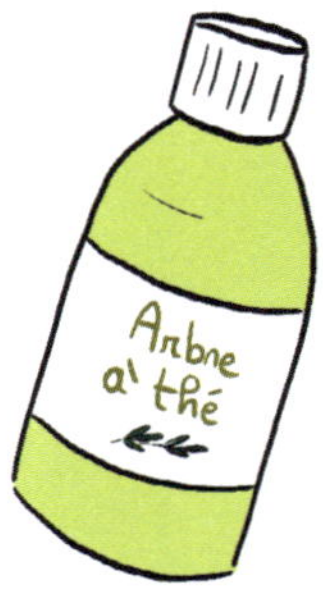

3. Le ravintsara

Indications : états grippaux, infections virales de tous types, hépatite virale, bronchite, sinusite, rhume, toux grasse, otite, psoriasis, zona, douleur, fatigue profonde nerveuse et physique...

Comment le prendre ?
1 goutte dans 1 cuillerée à café de miel ou d'huile d'olive 3 fois par jour. En massage, 3 gouttes pures dans le bas du dos et sur le thorax 4 fois par jour. En cas de grippe : mélanger 5 ml à une huile végétale et enduire le corps entier avant de se coucher sous une pile de couvertures bien chaudes.

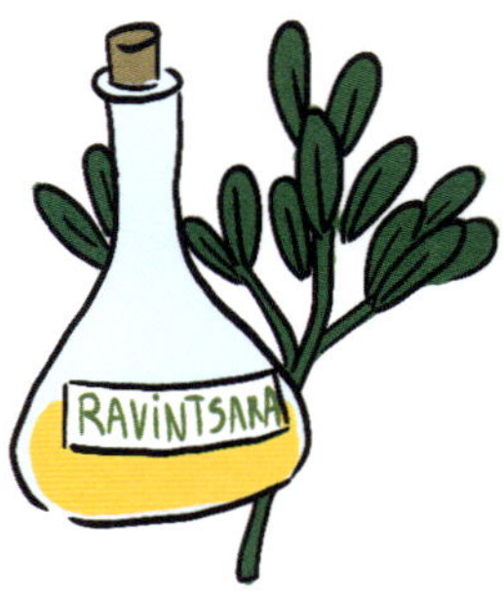

4. Le thym à linalol

Indications : infections respiratoires (bronchite, angine…), infections bactériennes « difficiles » (cystite, candidose…), parasites intestinaux, mycose et dermatose infectieuses, fatigue nerveuse et psychique…

Comment le prendre ?
2 gouttes dans 1 cuillerée à café de miel ou d'huile d'olive 4 fois par jour. En diffusion dans une pièce à vivre.

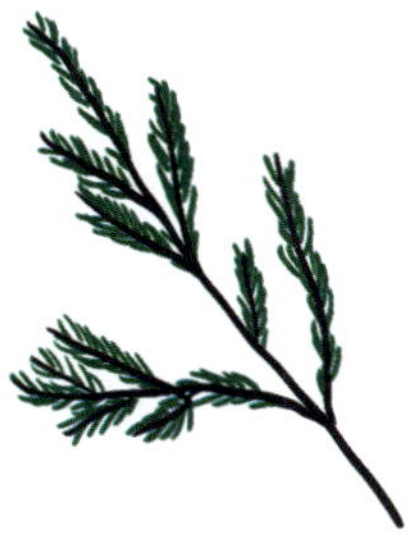

5. La lavande aspic

Indications : piqûre d'insecte, morsure de serpent, douleurs, névrite, maladies ORL (otite, sinusite, perte de la voix, trachéite…), toux sèche, entérocolite virale, champignons, acné, dépression…

Comment la prendre ?
3 gouttes pures en application directement sur la brûlure, toutes les 15 minutes pendant 1 heure. 1 goutte dans la crème de jour pour les problèmes d'acné. Quelques gouttes dans une huile végétale pour un massage des pieds avant le coucher favoriseront le sommeil.

Le saviez-vous ?
La lavande est exceptionnelle pour faire fuir les poux : quelques gouttes dans les bonnets, les shampoings et en vaporisation sur la literie mélangée avec un peu d'eau.

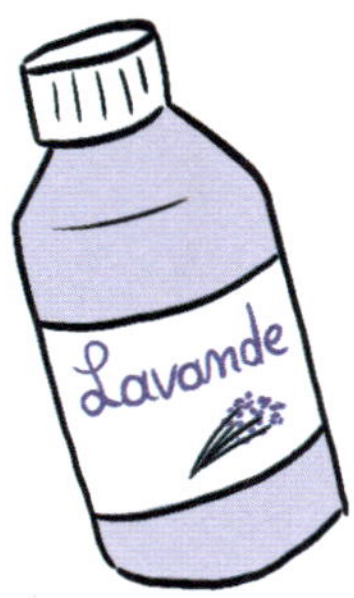

6. Le pin sylvestre

Indications : fatigue, bronchite, sinusite, toux, laryngite, sciatique, arthrite, rhumatisme, crampe, psoriasis, eczéma, dépression…

Comment le prendre ?
3 gouttes pures en friction, le matin, dans le bas du dos, sur la zone des reins, pour stimuler les surrénales. En diffusion dans une pièce à vivre.

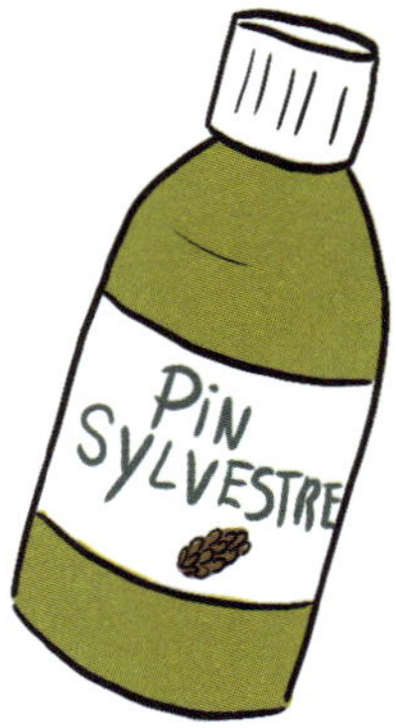

7. L'hélichryse italienne (immortelle)

Indications : troubles de la circulation sanguine, œdèmes cutanés, couperose, cicatrices, bourdonnement d'oreilles, cholestérol, hépatite, cirrhose, fractures, torticolis, arthrite, extraction dentaire, chirurgie esthétique…

Comment la prendre ?
2 gouttes pures directement sur le bleu ou la blessure le plus rapidement possible après le choc, 3 à 5 fois dans la journée.

Attention À éviter en usage prolongé. Ne pas utiliser par voie orale sans avis médical.

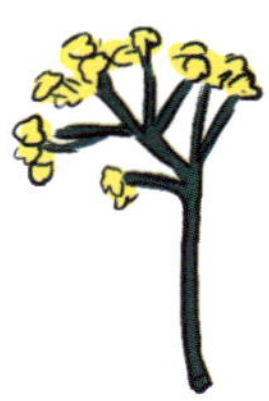

8. La gaulthérie couchée

Indications : douleurs articulaires, arthrite, crampe, élongation musculaire, rhumatismes, tendinite, lumbago, blessures et plaies, fièvre, asthme allergique et nerveux, fatigue hépatique...

Comment la prendre ?
Si la zone douloureuse est petite, 3 gouttes pures en application locale, 3 fois par jour. La diluer pour un massage plus étendu.

9. L'eucalyptus radié

Indications : infections virales et bactériennes de tous types, bronchite, grippe, sinusite, otite, cystite, déficience immunitaire, frilosité, fatigue physique et psychique...

Comment le prendre ?
1 goutte sur ½ sucre ou dans 1 cuillerée à café de miel, 4 fois par jour. Quelques gouttes en massage sur la poitrine et le dos pendant tout l'hiver plusieurs fois par semaine en prévention des virus.

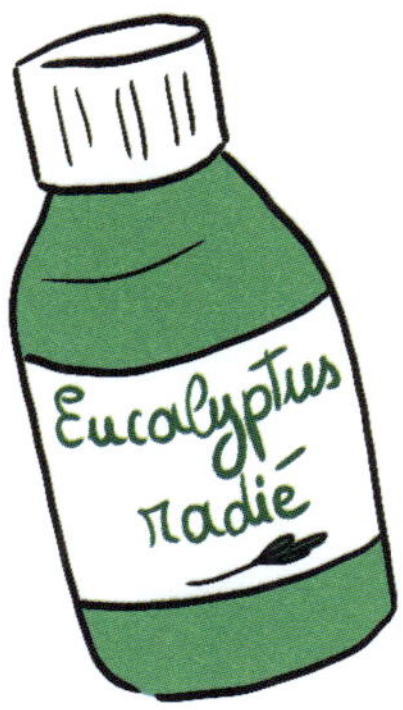

10. Le giroflier

Indications : abcès dentaires, infections buccales, bronchite aiguë ou chronique, infections urinaires (cystite…) et intestinales, arthrite, rhumatismes, parasitose et mycose cutanée, maladies bactériennes, névralgie, hypotension, déficience immunitaire…

Comment le prendre ?
En cas d'abcès dentaire, 1 goutte pure sur un Coton-Tige appliqué directement sur la zone douloureuse toutes les 2 heures, pendant 2 ou 3 jours. À diluer dans une huile végétale pour une application sur les mycoses. 2 gouttes sur un sucre ou un comprimé neutre en ingestion.

Attention

Ne pas utiliser pendant plus d'une semaine.

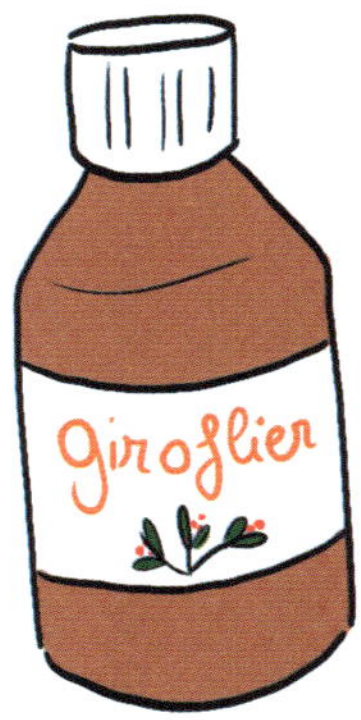

DIX BONNES HABITUDES POUR PRENDRE SOIN DE SOI

1. Apprendre à s'aimer un peu plus chaque jour et à respecter ses besoins.
2. Prendre note de ses progressions, célébrer les étapes intermédiaires pour se rendre compte du chemin parcouru.
3. Regarder ses émotions en face, parce qu'elles ont beaucoup de choses à nous dire et qu'elles donnent du mouvement à la vie.
4. Se recentrer sur la gratitude chaque jour, reconnaître ce qu'il y a positif là, maintenant, dans sa vie, pour faire moins de place à ce qui génère du stress.
5. Se mettre en chemin pour faire la paix avec ses épreuves, se libérer et devenir l'alchimiste de sa vie.
6. Remettre le plaisir à sa vraie place : celui du moteur de la vie, pas seulement entre 14 et 16 h le samedi après-midi !
7. Ne croire personne sur parole, expérimenter, diversifier les sources d'information et toujours revenir à son ressenti personnel. Notre corps a toujours la réponse, il faut simplement savoir l'écouter.
8. Continuer d'apprendre, de lire, d'assister à des ateliers, de nourrir sa curiosité pour avancer sur le chemin d'une vie de santé libre et joyeuse.
9. Demander de l'aide quand on en a besoin. À un naturopathe, un thérapeute, un ami de bon conseil... Ne pas rester seul avec un nœud qui pourrait être dénoué !
10. Croire aux miracles et continuer de s'émerveiller de la vie. Einstein disait : « *Il n'y a que deux façons de vivre sa vie : l'une en faisant comme si rien n'était un miracle, l'autre en faisant comme si tout était un miracle* ». J'ai choisi mon camp !